Wilhelm Heinrich Schüßler

Eine abgekürzte Therapie

Anleitung zur biochemischen Behandlung der Krankheiten

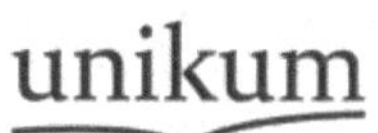

Wilhelm Heinrich Schüßler

Eine abgekürzte Therapie

Anleitung zur biochemischen Behandlung der Krankheiten

ISBN/EAN: 9783845724584

Erscheinungsjahr: 2012

Erscheinungsort: Bremen, Deutschland

www.unikum-verlag.de | office@unikum-verlag.de

Wilhelm Heinrich Schüßler

Eine abgekürzte Therapie

Anleitung zur biochemischen Behandlung der Krankheiten

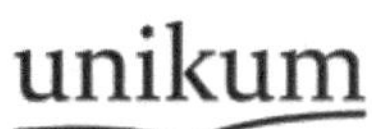

Eine

Abgekürzte Therapie.

Anleitung zur biochemischen Behandlung der Krankheiten

von

Dr. med. Schüßler.

Dreiunddreißigste Auflage.

Oldenburg und Leipzig. 1906.

Schulzesche Hof=Buchhandlung und Hof=Buchdruckerei.

(Rudolf Schwartz.)

Vorwort.

In seinem „Kreislauf des Lebens“ sagt Moleschott:

„Der Bau und die Lebensfähigkeit der Organe sind durch die notwendigen Mengen der anorganischen Bestandteile bedingt. Und darin ist es begründet, daß die in den letzten Jahren erwachte Würdigung des Verhältnisses der anorganischen Stoffe zu den einzelnen Teilen des Körpers, die Würdigung, welche weder hochmütig verschmäht, noch überschwenglich hofft, der Landwirtschaft und der Heilkunde eine glänzende Zukunft verspricht. Es läßt sich angesichts der eingreifenden Tatsachen nicht mehr bestreiten, daß die Stoffe, die bei der Verbrennung zurückbleiben, die sogenannten Aschenbestandteile, zu der inneren Zusammensetzung und damit zu der formgebenden und artbedingenden Grundlage der Gewebe ebenso wesentlich gehören, wie die Stoffe, welche die Verbrennung verflüchtigt. Ohne leimgebende Grundlage kein wahrer Knochen, ebensowenig ein wahrer Knochen ohne Knochenerde, ein Knorpel ohne Knorpelsalz, oder Blut ohne Eisen, Speichel ohne Chlor-Kalium.

Aus Luft und Erde ist der Mensch gezeugt. Die Tätigkeit der Pflanzen rief ihn ins Leben. In Luft und Asche zerfällt der Leichnam, um durch die Pflanzenwelt in neuen Formen neue Kräfte zu entfalten.“

Die obigen Worte haben mich veranlaßt, eine biochemische Therapie zu gründen. Das vorliegende Werkchen enthält die Darlegung derselben. In meinem biochemischen Heilverfahren kommen nur 11 Mittel in Anwendung, und zwar solche, die den im Blute und in den Geweben des menschlichen Organismus enthaltenen unorganischen Stoffen homogen sind.

Aus Gründen, welche der Leser auf Seite 9 u. f. dieses Werkchens angegeben finden wird, müssen die Mittel in kleinen Gaben verabreicht werden.

Wer von kleinen Gaben reden hört, denkt gewöhnlich sofort an Homöopathie; mein Heilverfahren ist aber kein homöopathisches, denn es gründet sich nicht auf das Aehnlichkeitsprinzip, sondern auf die physiologisch-chemischen Vorgänge, welche im menschlichen Organismus sich vollziehen. Durch mein Heilverfahren werden Störungen, welche in der Bewegung der Moleküle der unorganischen Stoffe des menschlichen Organismus entstanden sind, mittels homogener Stoffe direkt ausgeglichen, während die Homöopathie ihre Heilzwecke mittels heterogener Stoffe indirekt erreicht.

Gegner haben behauptet, daß diejenigen von meinen Mitteln, welche vor Begründung der Biochemie bereits ärztlicherseits in Anwendung gebracht worden, z. B. Silicea, Calciumphosphat 2c., nicht biochemische Mittel seien. — Mit gleichem Rechte oder vielmehr Unrechte könnte auch behauptet werden, daß alle vor Hahnemann gebrauchten Arzneien ausschließlich der Allopathie angehören. Die Sache verhält sich aber so:

Der Grundsatz, nach welchem ein Mittel gewählt wird, drückt diesem sein Gepräge auf. — Ein nach dem Aehnlichkeitsprinzip gewähltes Mittel ist ein homöopathisches, ein Mittel aber, welches den Mineralstoffen des Organismus homogen ist, und dessen Anwendung sich auf die physiologische Chemie gründet, ist ein biochemisches. — Ein Homöopath, welcher Silicea anwendet, verfährt unbewußt biochemisch. Die Silicea kann in gesunden Personen keine Symptome erzeugen, auf deren Grund sie nach dem Aehnlichkeitsprinzip gegen Krankheiten angewandt werden könnte. Die Homöopathen wählen sie auf Grund empirisch gewonnener Heilsymptome. So verfahren sie auch bezüglich der anderen Zellensalze, die sie vor Begründung der Biochemie angewandt haben.

Oldenburg, im März 1898.

Dr. med Schüßler.

Die Bestandteile des menschlichen Organismus.

Das Blut besteht aus Wasser, Zucker, Fett, Eiweißstoffen, Chlornatrium (Kochsalz), Chlorkalium, Fluorcalcium, Kieselsäure (Silicea), Eisen*), Kalk, Magnesia, Natron und Kali. Die letzteren sind an Phosphorsäure, respektive Kohlensäure und Schwefelsäure gebunden.

Natronsalze sind im Blutwasser, Kalisalze in den Blutkörperchen vorherrschend.

Zucker, Fett und die Eiweißstoffe sind die s. g. organischen, Wasser und die oben genannten Salze die anorganischen Bestandteile des Blutes.

Zucker und Fett sind aus Kohlenstoff, Wasserstoff und Sauerstoff zusammengesetzt; die Eiweißstoffe bestehen aus Kohlenstoff, Sauerstoff, Wasserstoff, Stickstoff und Schwefel.

Das Blut enthält das Material zu sämtlichen Geweben, resp. Zellen des Körpers. Das Material gelangt durch die Wandungen der Kapillaren in die Gewebe, um die Verluste zu decken, welche die Zellen beim Stoffwechsel erleiden.

Schwefel, Kohlenstoff und Phosphor sind im Organismus nicht frei, sondern als integrierende Teile organischer Verbindungen vorhanden.

Schwefel und Kohlenstoff kommen im Eiweiß, Kohlenstoff in den Kohlehydraten (z. B. Zucker, Stärkemehl) und in Verwandlungsprodukten organischer Substanzen vor.

Phosphor ist in den Lecithinen und Nucleïnen enthalten. Der Schwefel des Eiweißes wird durch den eingeatmeten Sauerstoff zu Schwefelsäure oxydiert, welche mit den Basen der kohlensauren Salze, unter Ausscheidung der Kohlensäure, zu schwefelsauren Salzen sich verbindet.

Innerhalb der Gewebe spaltet sich durch den Einfluß des Sauerstoffes das für den Aufbau neuer Zellen bestimmte Eiweiß. Die Produkte der Spaltung sind: Muskelstoff, Nervenstoff, leimgebende Substanz, Schleimstoff, Keratin und Elastin.

---

*) Mangan ist ein nicht konstanter, demnach für die Zellenbildung bedeutungsloser Bestandteil des Blutes.

Die leimgebende Substanz ist für das Bindegewebe, die Knochen, die Knorpel und die Bänder bestimmt; der Schleimstoff, der Muskelstoff und der Nervenstoff für die Schleim-, resp. die Muskel-, die Nerven-, die Gehirn- und Rückenmarkszellen; das Keratin für die Haare, die Nägel, die Epidermis- und die Epithelzellen; das Elastin für das elastische Gewebe. Bei der Spaltung werden Mineralstoffe frei. Diese dienen dazu, Defekte zu decken, welche die Zellen durch ihre Funktion oder durch pathogene Reize erlitten haben; auch dienen sie, namentlich der phosphorsaure Kalk, zur Anregung der Zellenbildung.

Diejenigen Mineralstoffe hingegen, welche infolge der rückschreitenden Zellenmetamorphose frei werden, verlassen als Bauschutt auf den Ausscheidungswegen den Organismus.

Bei der rückschreitenden Metamorphose der Zellen werden die organischen Stoffe derselben schließlich in Harnstoff, Kohlensäure und Wasser umgewandelt. Indem diese Endprodukte mit den freigewordenen Salzen die Gewebe verlassen, machen sie den, auf einer niedrigeren Verwandlungsstufe stehenden organischen Stoffen Platz, damit auch diese ihr Endschicksal erreichen.

Die Erzeugnisse der Rückbildung werden mittels der Lymphgefäße, des Bindegewebes und der Venen zur Gallenblase, zu den Lungen, zu den Nieren, zu der Harnblase, zu der Haut geschafft und mit Urin, Schweiß, Fäces &c. aus dem Organismus entfernt.

Ueber die Bedeutung des Bindegewebes (Bindestoffes) spricht Moleschott sich folgendermaßen aus:

„Es gehört zu den schönsten Errungenschaften der neueren Zeit, zu deren Erwerbung Virchow und von Recklinghausen den Weg gebahnt, daß jener Bindestoff aus der gleichgültigen Nebenrolle, die man ihm anfangs zugewiesen, zu einer nicht geahnten fruchtbaren Tätigkeit erhoben ist. Was früher nur zur Ausfüllung oder zu schützender Decke bestimmt schien, erscheint uns nun als das Bett der geheimsten Saftströmchen vom Blute zu den Geweben und aus diesen zurück in die Blutgefäße, und zugleich als eine der wichtigsten Brutstellen junger Zellen, die aus der unentwickelten Jugendgestalt zu den eigenartigsten Gebilden des Körpers sich erheben können."

Wenn mittels der Speisen und Getränke, die der Mensch genießt, auf dem Verdauungswege dem Blute ein Ersatz für die Verluste geliefert wird, welche es durch Abgabe von Ernährungsmaterial an die Gewebe erleidet; wenn in den Geweben das Ernährungsmaterial in erforderlichen Quantitäten und an den richtigen Stellen vorhanden ist, und keine Störung in der Bewegung der Moleküle eintritt, so gehen der Anbau neuer und die Zerstörung alter Zellen, sowie die Abfuhr unbrauchbarer Stoffe normal von Statten, und das betreffende Individuum befindet sich im Zustande der Gesundheit.

Wenn ein pathogener Reiz eine Zelle berührt, so wird ihre Funktion dadurch anfangs verstärkt, weil sie sich bemüht, den Reiz abzustoßen. Verliert sie infolge dieser Tätigkeit einen Teil ihrer mineralischen Funktionsmittel, so ist sie pathogen verändert („das Wesen der Krankheit ist die pathogen veränderte Zelle“, sagt Virchow).

Ist das Funktionsmittel, welches sie im Kampfe mit dem pathogenen Reize verloren hat, z. B. Chlorkalium, so hat sie auch ein entsprechendes Quantum Faserstoff verloren, weil Chlorkalium und Faserstoff in physiologisch-chemischer Beziehung zu einander stehen. Hat die Zelle im Kampfe mit dem pathogenen Reize Calciumphosphat verloren, so hat sich auch ein entsprechendes Quantum Eiweiß verloren, weil Calciumphosphat und Eiweiß sich zu einander verhalten wie Chlorkalium zum Faserstoff. Ein Faserstoff-Exsudat setzt daher ein Defizit an Chlorkalium, ein Eiweiß-Exsudat ein Defizit an Calciumphosphat in den Zellen voraus, die in der unmittelbaren Nähe des betr. Exsudats sich befinden.

In Betreff der übrigen Zellen-Mineralien lese man weiterhin die bezüglichen Charakteristiken.

Die pathogen veränderten Zellen, d. h. die Zellen, welche ein Defizit an einem ihrer Mineralien erlitten haben, bedürfen einer Deckung mittels eines homogenen Mineralstoffes.

Eine solche Deckung kann spontan, d. h. durch das Heilbestreben der Natur sich vollziehen, indem aus den Zwischenräumen der Zellen die erforderlichen Stoffe in die Zellen eintreten.

Zögert die spontane Heilung, so ist eine therapeutische Hülfe notwendig. Zu diesem Zwecke verabreicht man die betr. Mineralstoffe in Molekularform. Die Moleküle treten durch das Epithelium der Mund- und Schlundhöhle in das Blut und diffundieren nach allen Richtungen. Diejenigen Moleküle, welche in den Krankheitsherd gelangen, vollziehen daselbst eine lebhafte Molekularbewegung, in welche gleichartige Stoffe aus der Nachbarschaft treten. Diese Stoffe gelangen in die pathogen veränderten Zellen, und somit kommt eine Heilung zu Stande. Die in integrum restituierten Zellen sind dann wieder im Stande, sich selbsttätig zu bewegen und auf solche Weise Fremdartiges, überhaupt Ueberflüssiges, also auch Exsudate, wenn solche vorhanden sind, abzustoßen.

Die Konstitution der Zelle ist durch die Zusammensetzung ihres unmittelbaren Nährbodens bedingt, wie das Gedeihen der Pflanze durch die Beschaffenheit des im Bereiche ihrer Wurzelfasern befindlichen Bodens.

Der Agrikulturchemiker spricht vom „Gesetz des Minimum“, nach welchem der im Boden im Minimum vertretene Pflanzennährstoff als Dung angewendet werden muß. Der Agrikulturchemiker braucht nur drei Dungstoffe: entweder gebundenen Stickstoff (Ammoniak) oder Calciumphosphat oder Kali. Die übrigen Nahrungsmittel der Pflanzen sind im Boden in genügenden Mengen vorhanden.

Das „Gesetz des Minimum“ ist auch auf die biochemischen Mittel anwendbar.

Ein Beispiel: In dem Nährboden der Knochen eines an Rhachitis leidenden Kindes ist in Folge einer Bewegungsstörung der Moleküle des phosphorsauren Kalkes ein Manco an diesem Salze entstanden. Das für die Knochen bestimmte Quantum phosphorsauren Kalkes, welches seinen Bestimmungsort nicht erreichen kann, würde im Blute einen Ueberschuß bilden, wenn es nicht mit dem Harn ausgeschieden würde; denn die Nieren haben die Aufgabe, für die richtige Zusammensetzung des Blutes zu sorgen, also jeden fremdartigen Stoff und jeden überschüssigen Bestandteil zu entfernen*).

Nachdem die Molekularbewegungsstörung in dem betreffenden Nährboden mittels minimaler Gaben phosphorsauren Kalkes ausgeglichen worden, kann der überschüssige phosphorsaure Kalk in die normale Strömung gelangen, und die Heilung der Rhachitis demgemäß sich vollziehen.

Das biochemische Heilverfahren liefert dem Heilbestreben der Natur die demselben an betreffenden Stellen fehlenden natürlichen

---

*) Die Leber hat mit den Nieren die gemeinsame Aufgabe zu erfüllen, für die konstante Zusammensetzung des Blutes zu sorgen.

Trotz normaler Konstitution des Blutes kann aber in dem unmittelbaren Nährboden eines Zellenkomplexes, d. h. in der zwischen den Zellen befindlichen Ernährungsflüssigkeit ein Deficit an einem Salze mit konsekutiver Störung der Molekularbewegung vorhanden sein. Diese Störung kann den Eintritt eines Ergänzungssalzes aus dem Blute in die betr. Intercellularräume verhindern.

Mittel: die anorganischen Salze. Die Biochemie bezweckt die Korrektion der von der Norm abgewichenen physiologischen Chemie.

Die Biochemie erreicht direkt ihr Ziel: Deckung eines Deficits; die anderen Heilmethoden, welche Mittel anwenden, die den, den menschlichen Organismus konstituierenden Stoffen heterogen sind, erreichen das Ziel indirekt.

Wer dies Ziel und die Mittel und Wege, auf denen es erreicht wird, unbefangen sich veranschaulicht, wird zu der Erkenntnis kommen, daß die biochemischen Mittel, nach richtiger Wahl angewendet, zur Heilung aller durch innerliche Mittel heilbaren Krankheiten genügen.

Einige Aerzte haben die Behauptung aufgestellt, die biochemischen Mittel müßten an gesunden Personen geprüft werden, und aus den mittels solcher Prüfungen gewonnenen Symptomen müßten die Indikationen sich ergeben. Das ist grundfalsch. Die Indikationen der biochemischen Mittel müssen aus der physiologischen und pathologischen Chemie hergeleitet, resp. durch die Ergebnisse ihrer Anwendung gegen Krankheiten bestimmt werden.

Wer wird glauben, daß man mittels Zellensalze, in großen oder kleinen Gaben gesunden Personen gereicht, Krankheitszustände erzeugen könne, die mit einem Puerperalfieber, einem Typhus, einem Gelenkrheumatismus, einem Wechselfieber, einem Hygroma patellae u. s. w. u. s. w. Aehnlichkeit haben?

Die biochemischen Mittel werden in minimalen Gaben angewendet.

Die Wirkungsmöglichkeit kleiner Gaben ergiebt sich aus dem folgenden:

Die Natur arbeitet nur mit Atomen und Atomgruppen oder Molekülen. — Das Wachstum der Tiere und Pflanzen vollzieht sich, indem neue Atome oder Atomgruppen zu bereits angehäuften Molekular-Massen treten.

Daß verschwindend kleine, unwägbare Stoffteilchen im Organismus wirken können, läßt sich angesichts der Tatsache nicht bestreiten, daß Lichtwellen, welche doch ebenfalls unwägbar sind, in lebenden grünen Pflanzenteilen Stoffbewegungen veranlassen, in deren Folge Kohlensäure in Kohlenstoff und Sauerstoff zerlegt wird, und daß sie auf der Platte der Photographen, sowie in dem Sehpurpur der Netzhaut Molekularbewegungen erregen, die das Zustandekommen eines Bildes zur Folge haben.

Die Anwendung kleiner Gaben behufs Heilung von Krankheiten auf biochemischem Wege ist eine chemisch-physiologische Notwendigkeit. Will man z. B. Glaubersalz ins Blut gelangen lassen, so erreicht man diesen Zweck nicht durch Verabreichung einer concentrierten Lösung. Diese wirkt nur innerhalb des Darmrohres; sie erregt einen wässerigen Durchfall und verläßt mit den bezüglichen Entleerungen den Organismus. Eine verdünnte Glaubersalzlösung gelangt von der Mundhöhle und dem Schlunde aus ins Blut und in die übrigen Intercellularflüssigkeiten, und bewirkt vermöge der wasseranziehenden Eigenschaft des Salzes den Uebertritt überschüssigen Wassers aus den Geweben in das venöse Blut und eine Vermehrung der Harnabsonderung.

Jedes biochemische Mittel muß so verdünnt sein, daß die Funktionen gesunder Zellen nicht gestört, vorhandene Funktionsstörungen ausgeglichen werden können.

In gesunden Menschen, Tieren und Pflanzen sind die Salze in Verdünnungsverhältnissen enthalten, welche ungefähr der dritten, vierten und fünften decimalen Arzneiverdünnungsstufe entsprechen. Dies zeigt in Bezug auf den menschlichen Organismus die folgende Blutzellen-Analyse:

In 1000 Gramm Blutzellen sind an anorganischen Stoffen enthalten:

Eisen	0,998
schwefelsaures Kali . .	0,132
Chlorkalium	3,079
phosphorsaures Kali . .	2,343
„ Natron .	0,633
Natron	0,344
phosphorsaurer Kalk . .	0,094
phosphorsaure Magnesia .	0,060

(Vide Bunges Lehrbuch der physiologischen und pathologischen Chemie, Seite 219.)

In 1000 Gramm Intercellularfluidum (Plasma) sind an unorganischen Stoffen enthalten:

schwefelsaures Kali . .	0,281
Chlorkalium	0,359
Chlornatrium . . .	5,545
phosphorsaures Natron .	0,271
Natron	1,532
phosphorsaurer Kalk . .	0,298
phosphorsaure Magnesia .	0,218

(Vide Bunge, l. c.)

Außerdem enthält das Intercellularfluidum Glaubersalz in geringer Menge, nebst Fluor und Silicea.

Mit obigen Analysen vergleiche man die der Milch.

Ein Liter (1000 Gramm) Milch enthält an anorganischen Stoffen:

Kali	. . .	0,78	Gramm
Natron	. . .	0,23	„
Kalk	. . .	0,33	„
Magnesia	. .	0,06	„
Eisen	. . .	0,004	„
Phosphorsäure		0,47	„
Chlor	. . .	0,44	„

(Vide Bunges Lehrbuch, Seite 97.)

Die Milch enthält außerdem Spuren von Fluor und Silicea.

Ein Liter Milch ist das tägliche Kostmaß eines Säuglings, der ungefähr 6 Kilogramm schwer ist.

Wenn 6 Centigramm Magnesia genügen, das tägliche Magnesia-Bedürfnis eines Säuglings zu decken, wie klein darf dann die Magnesia-Gabe sein, mittels welcher man eine Neuralgie kurieren will, die durch ein verschwindend kleines Deficit an genanntem Salze in einem winzigen Teile des Nervengewebes bedingt ist?

Der Gehalt einer Zelle an Mineralstoffen ist verschwindend klein. Durch Wägung, Messung und Berechnung hat der Physiologe C. Schmidt ermittelt, daß eine Blutzelle etwa den billionten Teil eines Grammes Chlorkalium enthält. Der billionte Teil eines Grammes entspricht der 12. Decimalverdünnungsstufe.

Auch allopathische Mittel sind in kleinen Gaben wirksam.

Professor Dr. Hugo Schulz in Greifswalde sagt: „Der Sublimat bedingt in einer Verdünnung von 1 : 600,000 bis 800,000 eine ganz gewaltige, weit über die Norm hinausgehende Gährung in einer mit Hefe versehenen Traubenzuckerlösung."

Weiteres hierüber findet man in der Berliner klinischen Wochenschrift vom 4. November 1889.

Bei der Bestimmung der Dosis eines biochemischen Heilmittels darf das Quantum eines Krankheitsproduktes nicht als maßgebend betrachtet werden, denn es kann z. B. ein winziges Manco an Kochsalz in den Zellen der Epithelschicht eines serösen Sackes eine massenhafte, seröse Exsudation zur Folge haben, und ein dem winzigen Manco entsprechender Ersatz an Kochsalzmolekülen kann die Resorption des Ergusses bewirken.

Auf Grund der oben angegebenen quantitativen Verhältnisse der Zellensalze möge jeder Arzt, der biochemische Mittel anwenden will, nach seinem Ermessen die Dosis wählen.

In meiner Praxis wende ich durchschnittlich die 6. Decimal-Verreibung an*). In akuten Fällen nehme man stündlich oder zweistündlich, in chronischen drei bis viermal täglich ein erbsengroßes Quantum von der Verreibung, entweder trocken oder in einem Theelöffel voll Wasser gelöst.

Ein Milligramm Stoff soll durchschnitlich 16 Trillionen Moleküle enthalten, demnach enthält die 6. Decimal-Verreibung deren ungefähr sechszehn Billionen. Diese Summe ist mehr als hinreichend, um Molekularbewegungsstörungen in den Geweben auszugleichen.

Es könnte der Einwurf gemacht werden: die Moleküle der als Arznei verabreichten Salze vereinigen sich mit den im Blute enthaltenen homogenen Salzen, und dadurch werde der beabsichtigte Heilzweck ein illusorischer. Dagegen ist aber hervorzuheben, daß die befürchtete Vereinigung sich nicht vollzieht, weil die im Blute vorhandene Kohlensäure den Molekülen der Salze als isolierendes Medium dient.

Die anorganischen Stoffe, welche den Pflanzen als Nutritions- resp. Funktionsmittel dienen, werden von denselben auch nur in minimalen Quantitäten aufgenommen. Liebig sagt: „Die stärkste Düngung mit phosphorsauren Erden in grobem Pulver kann in ihrer Wirkung kaum verglichen werden mit einer weit kleineren Menge in einem unendlichen Zustande der Verteilung, welche bewirkt, daß ein Teilchen derselben sich in allen Teilen der Ackerkrume befindet. Eine einzelne Wurzelfaser bedarf von dem Orte aus, wo sie den Boden berührt, unendlich wenig an Nahrung, aber zu ihrer Funktion und zu ihrem Bestehen gehört, daß dieses Minimum gerade an dieser Stelle vorhanden ist." (S. Liebigs chemische Briefe, Band II, Seite 295.)

Die in dem Nährboden der Pflanzen enthaltenen, in Wasser unlöslichen Mineralstoffe müssen von dem sauren Safte der Wurzelfasern gelöst werden, bevor sie in den pflanzlichen Organismus gelangen können.

Ein Mineralstoff, der in den Magen eines Menschen gelangt, wird der Einwirkung der im Magensafte enthaltenen Salzsäure ausgesetzt. Ist der betr. Mineralstoff z. B. ein Eisensalz, so entsteht im Magen ein Eisenchlorid, resp. ein Eisenchlorür. Will man pathogen veränderten Zellen ein Eisenphosphat (Ferrum

---

*) Ferrum phosphoricum, Silicea und Fluorcalcium verabreiche ich in der 12. Verreibung.

phosphoricum) zuführen, so darf dasselbe also nicht in den Magen gelangen. Deshalb ist eine minimale Gabe erforderlich: das Mittel muß so verdünnt sein, daß seine freigewordenen Moleküle durch das Epithelium der Mundhöhle, des Schlundes und der Speiseröhre und durch die Wandungen der Kapillaren in das Blut treten können.

Alle in Wasser unlöslichen Stoffe müssen bis auf mindestens die sechste Stufe der decimalen Verdünnungs-Skala gebracht werden; die in Wasser löslichen können auch in niedrigeren Verdünnungen durch die erwähnten Epithelzellen treten.

In der 3. Auflage des Bäder-Almanachs pro 1886 findet man auf Seite 121 die folgende Bemerkung:

„Nach den Erfolgen und der bestehenden Analyse enthält das Rilchinger Wasser hauptsächlich auch diejenigen Bestandteile, mit welchen man jetzt nach Dr. Schüßlers abgekürzter Therapie auf biochemischem Wege alle heilbaren Krankheiten heilt.“

Im Rilchinger Wasser sind einige Mineralstoffe mittels so kleiner Quantitäten vertreten, daß z. B. die phosphorsaure Magnesia der 8., das Chlorkalium ungefähr der 5. und die Kieselsäure ungefähr der 6. Decimalverdünnung entsprechen.

In den balneologischen Briefen des Professor Beneke kann man Folgendes lesen:

„Auf ein Verhältnis ist dabei insonderheit Gewicht zu legen: das ist der Grad der Konzentration, in welchem Salzlösungen dem Organismus dargeboten werden. Ich bin der Ueberzeugung, daß viele der berühmtesten Heilquellen gerade dadurch so besonders günstige Resultate liefern, daß die wirksamen Bestandteile in ihnen in starker Verdünnung gereicht werden, und es scheint mir eben die Erfahrung eine sehr wesentliche, daß wir mit nach unseren gewöhnlichen Begriffen sehr geringen Dosen von wirksamen Bestandteilen oft die ausgezeichnetsten Erfolge erreichen *).“

Die Dosis eines zu biochemischem Zwecke verordneten Salzes darf eher zu klein, als zu groß sein. Ist sie zu klein, so führt die Wiederholung derselben zum Ziele; ist sie zu groß, so wird der beabsichtigte Zweck ganz verfehlt.

Der Satz „Viel hilft viel“ beruht auf einem traditionellen Irrtum, welcher mittels seiner Konsequenzen verderblich werden

*) Vom biochemischen Standpunkt aus kann aber der Gebrauch von Mineralwässern nicht empfohlen werden. Die biochemischen Mittel sind einzeln zu verabreichen; Gemische sind nicht statthaft.

kann; große Dosen Eisen z. B. gehen, nachdem sie den Magen verdorben haben, mit den Fäces unbenutzt ab, ohne die Krankheit, die mittels Eisen geheilt werden soll, berührt zu haben.

Diejenigen Aerzte, welche glauben, daß große Gaben notwendig sind, zugleich aber eine schlechte Meinung von ihren Medikamenten haben, nehmen im Fall einer Selbsterkrankung keine Medizin ein. Indem sie ihre Pillen und Mixturen nicht sich, sondern anderen Leuten gönnen, erinnern sie an jenen Krautjunker, welcher sagte: „Bei mir zu Hause wächst eine famose Rübe; genießbar ist sie zwar nicht, sie ist aber eine gute Kost für das Gesinde.“

Charakteristiken der biochemischen Mittel.

Das Eisen.

Das Eisen und die Eisensalze haben die Eigenschaft, Sauerstoff anzuziehen. Das in den Blutkörperchen enthaltene Eisen nimmt eingeatmeten Sauerstoff auf, mit welchem alsdann alle Gewebe des Organismus versorgt werden. Der Schwefel des in den Blutkörperchen und in anderen Zellen enthaltenen schwefelsauren Kali's beteiligt sich an der Uebertragung des Sauerstoffes auf alle Zellen, welche Eisen und Kalisulphat enthalten.

Wenn die in Muskelzellen enthaltenen Eisenmoleküle durch einen fremdartigen Reiz eine Bewegungsstörung erlitten haben, so erschlaffen die betr. Zellen. Betrifft eine solche Affektion die Ringfasern der Blutgefäße, so erweitern sich diese; demzufolge vermehrt sich ihr Blutinhalt. Ein solcher Zustand wird Reizungshyperämie genannt. Eine Reizungshyperämie bildet das erste Stadium der Entzündungen. Sind die betr. Zellen durch die Wirkung des therapeutisch angewandten Eisens (Eisenphosphates) auf ihren Normalzustand zurückgeführt worden, so sind sie befähigt, die Erreger der Hyperämie abzustoßen, welche alsdann von den Lymphgefäßen behufs Elimination aus dem Organismus aufgenommen werden.

Haben die Muskelzellen der Darmzotten Eisenmoleküle verloren, so sind die Zotten funktionsunfähig: es entsteht Durchfall.

Haben die Muskelzellen der Darmwandung Eisenmoleküle verloren, so verlangsamt sich die peristaltische Bewegung des Darmrohres; demzufolge entsteht Trägheit in der Entleerung der Fäces.

Aus Obigem ergeben sich die Indikationen des Eisens.

Giebt man den durch Eisenverlust erschlafften Muskelzellen neuen Ersatz, so stellt sich das normale Spannungsverhältnis wieder her: die Ringfasern der Gefäße verkürzen sich auf das richtige Maß, das Lumen der Gefäße wird wieder ein normales und die Hyperämie wird ausgeglichen, das Entzündungsfieber hört demzufolge auf.

Das Eisen heilt:

1. das erste Stadium aller Entzündungen;
2. Schmerzen, } die durch Hyperämie bedingt sind;
3. Blutungen, }
4. frische Wunden, Quetschungen, Verstauchungen 2c., indem es die Hyperämie tilgt.

Die dem Eisen entsprechenden Schmerzen werden durch Bewegung vermehrt, durch Kälte gebessert.

In den Muskelzellen kommt das Eisen als Phosphat vor; daher ist Ferrum phosphoricum therapeutisch anzuwenden*).

Phosphorsaure Magnesia.

Phosphorsaure Magnesia ist in den Blutkörperchen, in den Muskeln, im Gehirn und Rückenmark, in den Nerven, Knochen und Zähnen enthalten.

Wenn die Bewegung ihrer Moleküle in den Nerven eine Störung erleidet, so entstehen Schmerzen, resp. Krämpfe, auch Lähmungen. Die betr. Schmerzen sind gewöhnlich blitzartig schießend oder bohrend, oft mit dem Gefühl des Zusammenschnürens verbunden oder wechselnd; sie sind manchmal wandernd. Durch Wärme und Druck werden sie gebessert, durch leise Berührung verschlimmert.

Die phosphorsaure Magnesia heilt Kopf-, Gesichts-, Zahn- und Gliederschmerzen von der oben beschriebenen Art, ferner Magenkrampf, Bauchschmerz, gewöhnlich von der Nabelgegend ausstrahlend, durch heiße Getränke, durch Zusammenkrümmen, durch Druck mit der Hand auf den Bauch erleichtert, manchmal begleitet von wässerigem Durchfall.

Sie heilt Krämpfe verschiedener Art: Stimmritzenkrampf, Krampfhusten, Kinnbackenkrampf, Wadenkrampf, Schluchsen, Starrkrampf, Veitstanz, krampfhafte Harnverhaltung 2c.

Weiteres über die phosphorsaure Magnesia findet man unter „Skrofulose und Tuberkulose“.

---

*) In Betreff der Dosis vide die Anmerkung unter der 12. Seite.

Phosphorsaurer Kalk.

Phosphorsaurer Kalk ist in allen Zellen enthalten; am reichlichsten ist er in den Knochenzellen (Knochenkörperchen) vertreten. Er spielt bei der Neubildung von Zellen die Hauptrolle; darum dient er als Heilmittel anämischer Zustände und als Restaurationsmittel der Gewebe nach dem Ablauf akuter Krankheiten. Ganz besonders anwendbar ist er in den Fällen, wo die Knochenbildung zögert, also bei Rhachitis, Kraniotabes; bei mangelhafter Verknöcherung eines Seitenwandbeines, bei zu langem Offenbleiben der Fontanellen ꝛc. Er fördert die Callusbildung nach Knochenbrüchen und beschleunigt die Dentition. In letzterer Beziehung konkurriert er mit Fluorcalcium.

Wenn die Molekularbewegung des phosphorsauren Kalkes in den Epithelzellen der serösen Säcke gestört ist, so erfolgt ein seroalbuminöser Erguß in die betr. Säcke. Auf solche Weise entstehen das Hygroma patellae, der Hydrops genu ꝛc. Ersetzt man die betr. Verluste mittels minimaler Gaben phosphorsauren Kalkes, so werden die Ergüsse resorbiert.

Wenn die Epidermiszellen phosphorsauren Kalk verloren haben, so tritt Eiweiß an die Oberfläche und vertrocknet daselbst zu einer Kruste, deren Abfallen therapeutisch mittels Darreichung von Calciumphosphatmolekülen bewirkt werden kann.

Ist das Epithelium einer Schleimhaut durch Calciumphosphatverlust erkrankt, so erfolgt ein albuminöses Secret, welchem Calciumphosphat als Heilmittel entspricht.

Das Calciumphosphat heilt auch Krämpfe und Schmerzen, die durch Anämie bedingt sind. Die betr. Schmerzen sind von Kribbeln, Taubheits- oder Kältegefühl begleitet.

Phosphorsaures Kali.

Phosphorsaures Kali ist in den Gehirn-, Nerven-, Muskel- und Blutzellen (Blutkörperchen), sowie im Blutplasma und den übrigen Intercellularflüssigkeiten enthalten.

Eine Störung in der Bewegung seiner Moleküle hat zur Folge:

1. im Denkzellengebiete: Zaghaftigkeit, Aengstlichkeit, Schreckhaftigkeit, Weinerlichkeit, Heimweh, Argwohn, Agoraphobie, Gedächtnisschwäche und ähnliche Verstimmungen;
2. in den vasomotorischen Nerven: Puls zuerst klein und frequent, später Verlangsamung desselben;

3. in den Gefühlsnerven: Schmerzen mit Lähmungsgefühl;
4. in den motorischen Nerven: Muskel- und Nervenschwäche bis zur Lähmung;
5. in den trophischen Fasern des Nervus sympathicus: Verlangsamung der Ernährung bis zum gänzlichen Aufhören derselben in einem beschränkten Zellengebiete, daher Erweichung und Zerfall der betr. Zellen.

Alle Befindensveränderungen haben den Charakter der Depression.

Das phosphorsaure Kali heilt Depressionszustände des Gemüts und des Körpers: hypochondrische und hysterische Verstimmungen, Neurasthenie, nervöse Schlaflosigkeit, Krämpfe, bedingt durch sogenannte irritabele Schwäche; ferner Lähmungen, faulige Zustände, septische Blutungen, Mundfäule, Skorbut, Wasserkrebs, phagedänischen Schanker, Karbunkel, Typhus und typhöse, adynamische Zustände; progressive Muskelatrophie; das runde Magengeschwür, weil dieses durch eine Funktionsstörung trophischer Fasern des Sympathikus bedingt ist; ferner die Alopecia areata (nicht zu verwechseln mit Herpes tonsurans). Auch der Alopecia areata liegt eine Funktionsstörung trophischer Sympathikus-Fasern zu Grunde.

Chlorkalium, K Cl.

(nicht zu verwechseln mit Kali chloricum, K Cl. O 3).

Das Chlorkalium, welches in fast allen Zellen enthalten ist, steht zum Faserstoff in Beziehung. Es löst weiße oder weißgraue Sekrete der Schleimhäute und plastische Exsudate. Darum ist es das Heilmittel von Katarrhen, wenn die Absonderung wie oben angegeben beschaffen ist, und das der kroupösen und diphtheritischen Exsudate. Es entspricht auch dem zweiten Stadium der Entzündungen der serösen Häute, wenn das Exsudat ein plastisches ist.

Wenn Epidermiszellen in Folge eines Reizes Chlorkalium-Moleküle verlieren, so tritt Faserstoff als weiße oder weißgraue Masse an die Oberfläche. Vertrocknet bildet er einen mehlartigen Belag. Hat der Reiz das unter der Epidermis befindliche Gewebe getroffen, so treten Faserstoff und Serum aus, wodurch die betr. Epidermisstelle bläschenförmig emporgewölbt wird. — Aehnliche Vorgänge können in und unter Epithelzellen sich vollziehen.

Kochsalz.

Das Wasser, welches als Getränk und mittels der Speisen in das Verdauungsrohr eingeführt worden, tritt durch die Epithelzellen der Schleimhaut in das Blut, und zwar durch Vermittelung des in den genannten Zellen und im Blute enthaltenen Kochsalzes, welches bekanntlich die Eigenschaft hat, Wasser anzuziehen.

Das Wasser hat die Bestimmung, alle Gewebe, resp. Zellen zu durchfeuchten.

Jede Zelle enthält Natron. Mit diesem verbindet sich naszierendes Chlor, welches vom Chlornatrium der Intercellularflüssigkeiten abgespalten worden ist.

Das in der Zelle durch die erwähnte Verbindung entstandene Chlornatrium zieht Wasser an. Demzufolge vergrößert sich die Zelle und teilt sich.

Nur auf solche Weise können Zellenteilungen behufs Zellenvermehrung sich vollziehen.

Bildet sich in den Zellen kein Kochsalz, so bleibt das für sie bestimmte Durchfeuchtungswasser in den Intercellularflüssigkeiten. Demzufolge entsteht eine Hydrämie. Die betr. Kranken haben ein wässerig gedunsenes Gesicht; sie sind matt und schläfrig und zum Weinen geneigt. Sie sind frostig, leiden an Kälte der Extremitäten und verspüren ein Kältegefühl längs des Rückgrats. Dabei haben sie ein großes Verlangen nach Salzgenuß. (Die kochsalzarmen Zellen schreien nach Kochsalz.) — Das Kochsalz, welches sie in verhältnismäßig großen Mengen genießen, heilt ihre Krankheit nicht, weil die Zellen Kochsalz nur in sehr verdünnter Lösung aufnehmen können.

In Intercellularflüssigkeiten vorhandener Kochsalz-Ueberschuß kann bewirken, daß die betr. Kranken häufig einen salzigen Geschmack empfinden (Reizung des Nervus glossopharyngeus und des N. lingualis) und daß pathologische Sekrete der Schleimhäute oder wunder Hautstellen ätzend sind (Salzfluß).

Das in den gesunden Epithelzellen der serösen Säcke funktionierende Kochsalz regelt den Durchtritt von Wasser aus dem arteriellen Blute in die genannten Säcke. Eine Funktionsstörung der betr. Kochsalz-Moleküle hat einen Erguß von Wasser in die Säcke zur Folge.

Wird die genannte Störung mittels minimaler Kochsalz-Gaben therapeutisch ausgeglichen, so werden dadurch die Zellen befähigt, das ergossene Wasser zu resorbieren.

Eine Störung in der Bewegung der Kochsalz-Moleküle des Epitheliums der Tränen- oder der Speicheldrüsen hat Tränen- resp. Speichelfluß zur Folge.

Ist ein Reiz, welcher einen Dentalzweig des Trigeminus getroffen hat, durch Vermittelung sekretorischer Fasern des Sympathikus auf die Epithelzellen der Speicheldrüsen übertragen worden, mit der Wirkung, daß in den genannten Zellen die Funktion der Kochsalzmoleküle gestört ist, so entsteht ein Zahnschmerz mit Speichelfluß.

Die Epithelzellen der Schleimhaut des Darmrohres vermitteln vermöge ihres Kochsalzes den Eintritt des als Getränk genossenen Wassers in das Blut der Pfortaderzweige. Eine Störung ihrer Funktion durch einen fremdartigen Reiz hat eine umgekehrte Strömung zur Folge. Es tritt Blutwasser in das Darmrohr; demzufolge entsteht ein wässeriger Durchfall. Hat der Reiz auch die Schleimzellen des Darms getroffen, so entsteht ein wässerig-schleimiger Durchfall.

Das Mucin der Schleimzellen tritt als glasiger, durchsichtiger Schleim an die Oberfläche. Haben die Schleimzellen zu wenig Kochsalz und zu wenig Mucin, so ist die naturgemäße Schleimabsonderung unter die Norm herabgestimmt.

Von dem in den Epithelzellen der Labdrüsen enthaltenen Kochsalz wird durch die Massenwirkung der im Blute enthaltenen Kohlensäure Chlor abgespalten; das freigewordene Natron verbindet sich mit der Kohlensäure und diese Verbindung gelangt ins Blut, während das abgespaltene Chlor, mit Wasserstoff verbunden und in Wasser gelöst, als Salzsäure in den Magen gelangt. — Wenn bei Mangel an Kochsalz in den Epithelzellen der Labdrüsen keine Salzsäure sich bildet, so vermehrt sich der von dem Oberflächen-Epithel der Magenschleimhaut abgesonderte alkalische Schleim: es entsteht ein Magenkatarrh, eventuell mit Schleimerbrechen.

Infolge einer bedeutenden Störung der Kochsalz-Funktion kann Blutserum in den Magen transsudieren; dann entsteht Wassererbrechen (Wasserkolk).

Hat eine Partie Zellen, die *unter* der Epidermis sich befinden, kein Kochsalz, so können sie das für sie bestimmte Wasser nicht aufnehmen; dasselbe wölbt die Epidermis bläschenförmig empor. Der Inhalt der Bläschen ist *wasserhell*.

Aehnliche Bläschen können in Folge einer ähnlichen Ursache auf der Augenbindehaut entstehen.

Es können gleichzeitig, doch örtlich verschieden, verminderte, resp. vermehrte Absonderungen infolge gestörter Kochsalzfunktion vorkommen; z. B. Magenkatarrh mit Erbrechen von Wasser oder Schleim, dabei gleichzeitig Stuhlverstopfung, wegen verminderter Schleimabsonderung im Dickdarm.

Phosphorsaures Natron.

Phosphorsaures Natron ist in den Blutkörperchen, in den Muskel-, Nerven- und Gehirn-Zellen, sowie in den Intercellularflüssigkeiten enthalten. — Durch die Gegenwart des phosphorsauren Natron wird Milchsäure in Kohlensäure und Wasser zerlegt. — Genanntes Salz besitzt die Fähigkeit, Kohlensäure zu binden, und zwar nimmt es auf je einen Bauteil Phosphorsäure, die es enthält, zwei Bauteile Kohlensäure auf. Hat es die Kohlensäure gebunden, so führt es dieselbe den Lungen zu. Der in die Lungen einströmende Sauerstoff befreit die nur locker an das phosphorsaure Natron gebundene Kohlensäure, die letztere wird ausgeatmet und gegen Sauerstoff vertauscht, welcher von dem Eisen der Blutkörperchen aufgenommen wird.

Das phosphorsaure Natron ist das Heilmittel derjenigen Krankheiten, welche durch einen Ueberschuß an Milchsäure bedingt sind. Es entspricht demnach Krankheiten kleiner Kinder, welche, nachdem sie mit Milch und Zucker überfüttert worden, an überschüssiger Säure leiden. Die betr. Symptome sind: Saures Aufstoßen, Erbrechen saurer, käsiger Massen; gelblich-grünliche, sog. gehackte Durchfälle; Leibschmerz, Krämpfe mit Säure.

Durch zwei Faktoren, die Blutwärme und das phosphorsaure Natron, ist die Harnsäure im Blute gelöst. Wenn in den Gelenken oder in der Nähe derselben die Harnsäure aus ihrer Lösung wegen eines Manco an genanntem Salze gefällt wird oder sich mit der Basis des kohlensauren Natron zu harnsaurem Natron, welches unlöslich ist, verbindet, so entstehen Podagra resp. akuter Gelenkrheumatismus. Während eines akuten Podagra-Anfalles ist die Harnsäureausscheidung im Urin um so viel vermindert, als davon an den erkrankten Stellen zurückgehalten wird.

Das phosphorsaure Natron dient auch zur Verseifung von Fettsäuren; es heilt daher diejenigen dyspeptischen Beschwerden, welche nach Fettgenuß entstanden sind, oder sich verschlimmert haben.

Weiteres über das phosphorsaure Natron findet man unter „Skrofulose und Tuberkulose."

Calciumfluorid, Fluorcalcium.

Fluorcalcium ist in der Oberfläche der Knochen, im Schmelz der Zähne, in den elastischen Fasern und in den Epidermiszellen enthalten. Eine Störung in der Bewegung seiner Moleküle mit konsekutivem Verlust hat zur Folge:

1. ein hartes, höckeriges Exsudat auf der Oberfläche eines Knochens;
2. eine Erschlaffung elastischer Fasern; daher Gefäßerweiterungen, Hämorrhoidalknoten; Erschlaffung und Lageveränderungen des Uterus, Erschlaffung der Bauchdecken, Hängebauch; mangelnde Nachwehen oder auch Gebärmutterblutungen;
3. Austritt von Keratin*) aus den Epidermiszellen. Das Exsudat vertrocknet sofort und wird eine fest anhaftende Kruste, welche z. B. in den Handflächen vorzukommen pflegt. Beim Gebrauch der erkrankten Hände entstehen Schrunden und Risse in den Krusten.

Das Fluorcalcium heilt außer den oben erwähnten Krankheiten:

a) das Kephalämatom, indem es die Resorption des knöchernen Walles bewirkt;
b) verhärtete Exsudate, z. B. in Brustdrüsen, Hoden 2c.

In Betreff der Resorption verhärteter Exsudate sind zwei Möglichkeiten denkbar:

α) Durch den Druck des verhärteten Exsudates haben die in der Nähe befindlichen elastischen Fasern ihre Funktionsfähigkeit verloren. Zugeführte Fluorcalcium-Moleküle restituieren die betr. Fasern in integrum, dadurch werden die letzteren befähigt, das Exsudat abzustoßen. Dasselbe wird alsdann von den Lymphgefäßen resorbiert.

β) Durch die Massenwirkung der im Blute enthaltenen Kohlensäure wird vom Fluorcalcium ein Teil des Fluor abgespalten; der abgespaltene Teil verbindet sich mit naszierendem Wasserstoff zu Fluorwasserstoffsäure; diese bewirkt allmählich molekelweise die Lösung des Exsudates, welches dann von den Lymphgefäßen aufgenommen wird.

Die Rolle der Kohlensäure kann in dem in Rede stehenden Falle die Schwefelsäure übernehmen, welche bei der Oxydation der Eiweißkörper entsteht**).

Kieselsäure, Silicea.

Die Kieselsäure ist ein Bestandteil der Zellen des Bindegewebes, der Epidermis, der Haare und der Nägel.

*) Keratin oder Hornstoff ist in der Epidermis, in den Haaren und den Nägeln enthalten.

**) In Betreff der Dosis vide die Anmerkung unter der 12. Seite.

Hat in einer entzündeten Bindegewebs- oder Hautpartie ein Eiterherd sich gebildet, so ist Silicea anwendbar.

Nachdem durch eine Zufuhr von Silicea-Molekülen die durch den Druck des Eiters verminderte Funktionsfähigkeit der Bindegewebszellen in integrum restituiert worden, sind die letzteren im stande, Feindliches (den Eiter) abzustoßen; demzufolge wird der Eiter entweder mittels der Lymphgefäße resorbiert, oder er wird nach außen gedrängt; im letzteren Falle vollzieht sich ein s. g. spontaner Durchbruch des Eiterherdes.

Die Silicea kann auch bewirken, daß ein in einem Gewebe befindlicher Bluterguß mittels der Lymphgefäße resorbiert wird.

Wenn die Resorption eines in einem serösen Sacke befindlichen seroalbuminösen Exsudates mittels Calcarea phosphorica nicht bewirkt werden kann, so ist Silicea anwendbar, weil die Verzögerung der Resorption auch durch ein Manco an Silicea in dem subserösen Bindegewebe bedingt sein kann.

Die Silicea heilt auch chronische gichtisch-rheumatische Affektionen, indem sie mit dem Natron des harnsauren Natron eine lösliche Verbindung (Natronsilikat) bildet, welche von den Lymphgefäßen aufgenommen und fortgeführt wird. Aus gleichem Grunde ist sie auch gegen Nierengries anwendbar.

Die Silicea kann auch unterdrückten Fußschweiß wieder hervorrufen und somit ein indirektes Heilmittel der nach Fußschweißunterdrückung entstandenen Krankheiten (z. B. Amblyopie, Katarakt, Lähmungen ꝛc.) werden.

Wird eine Partie Bindegewebszellen allmählich arm an Silicea-Molekülen, so atrophieren sie. Eine solche Krankheit beobachtet man nicht selten im äußeren Gehörgange alter Leute. Die betr. Gehörgänge sind erweitert und trocken*).

Die schwefelsauren Salze.

Die bei der Oxydation der Eiweißkörper entstehende Schwefelsäure würde die Gewebe zerstören, wenn sie nicht im Zustande des Werdens mit Basen kohlensaurer Alkalien (Kali und Natron), unter Ausscheidung der Kohlensäure, sich verbände.

Schwefelsaures Natron.

Die Wirkungen des Natriumsulphates sind denen des Chlornatriums entgegengesetzt. Beide haben zwar die Eigenschaft, Wasser

---

*) In Betreff der Dosis vide die Anmerkung unter der 12. Seite.

anzuziehen, doch zu entgegengesetzten Zwecken. Das Chlornatrium zieht das Wasser an, welches im Organismus verwertet werden soll; das Natriumsulphat zieht das in Folge der rückschreitenden Zellenmetamorphose entstehende Wasser an und bewirkt die Ausscheidung desselben aus dem Organismus.

Das Chlornatrium bewirkt die zur Vermehrung der Zellen erforderliche Teilung derselben; das Natriumsulphat entzieht den ausgedienten Leucocyten Wasser und veranlaßt dadurch deren Zerfall. Es ist daher das Heilmittel der Leukämie. Das Natriumsulphat reizt, wie im Folgenden näher angegeben, Epithelzellen und Nerven.

Infolge der durch Natriumsulphat angeregten Tätigkeit der Epithelzellen der Harnkanälchen tritt überschüssiges Wasser mit den darin gelösten, resp. suspendierten Produkten des Stoffwechsels in die Nieren, um als Harn durch den Weg der Harnleiter und der Blase den Organismus zu verlassen.

Indem das Natriumsulphat die Epithelzellen der Gallengänge, der Pankreasgänge und des Darms reizt, bewirkt es die Absonderung der Sekrete der genannten Organe.

Das Natriumsulphat hat auch die Aufgabe, die Funktionen der Nerven des Gallenapparates, des Pankreas und des Darmes anzuregen.

Werden die sensorischen Nerven der Harnblase nicht durch Natriumsulphat gereizt, so kommt das Bedürfnis, Harn zu lassen, der betr. Person nicht zum Bewußtsein: daher erfolgt ein unwillkürlicher Abgang des Harns (Bettnässen).

Werden die motorischen Nerven des Detrusors nicht gereizt, so entsteht Harnverhaltung.

Infolge einer unregelmäßigen Einwirkung des Natriumsulphates auf die Epithelzellen und die Nerven des Gallenapparates entsteht eine Verminderung resp. eine Vermehrung der Gallen-Se- und Exkretion.

Werden die motorischen Nerven des Dickdarms nicht in genügendem Maße vom Natriumsulphate beeinflußt, so entstehen Verstopfung und Blähungskolik.

Wenn infolge einer Störung in der Bewegung der Natriumsulphat-Moleküle die Elimination des überschüssigen Wassers aus den Intercellularräumen zu langsam von Statten geht, so entsteht eine Hydrämie. Die Hydrämie, resp. die Funktionsstörungen im Gallenabsonderungsapparate sind dic Bedingungen für das Entstehen folgender Krankheiten:

Wechselfieber, Gallenfieber, Influenza, Diabetes, Galle-erbrechen, gallige Durchfälle, Oedem, ödematöse Rose; auf der Haut Bläschen, welche gelbliches Wasser enthalten; nässende Flechten, Ringflechten, sykotische Auswüchse, Katarrhe mit gelbgrünem oder grünem Sekrete ꝛc.

Das Befinden der Personen, welche an Hydrämie leiden, verschlimmert sich bei feuchtem Wetter, in der Nähe von Gewässern und in dumpfen, feuchten Kellerwohnungen; es bessert sich unter entgegengesetzten Bedingungen.

Schwefelsaures Kali.

Schwefelsaures Kali, welches in Wechselwirkung mit Eisen die Uebertragung des eingeatmeten Sauerstoffes auf alle Zellen vermittelt, ist in allen eisenhaltigen Zellen enthalten.

Bei einem Manco an schwefelsaurem Kali können, je nach Oertlichkeit und Größe des Deficits, folgende Symptome entstehen: Gefühl der Schwere und Mattigkeit, Schwindel, Frostigkeit, Herzklopfen, Aengstlichkeit, Traurigkeit, Zahn-, Kopf- und Gliederschmerzen. Diese Beschwerden verschlimmern sich bei Aufenthalt der betr. Personen in geschlossenen Räumen, in der Wärme und gegen Abend, sie bessern sich in freier, kühler Luft.

Es entstehen Abschuppungen von Epidermis- und Epithelzellen, welche in ihrem Verbande sich gelöst haben, weil sie nicht gehörig mit Sauerstoff versorgt wurden. — Die Abschuppung der Epithelzellen hat Katarrhe zur Folge, deren Sekret gelbschleimig ist.

Therapeutisch entspricht das schwefelsaure Kali dem Abschuppungsprozesse, welcher nach dem Ablaufe des Scharlachs, der Masern, der Gesichtsrose ꝛc. sich vollzieht.

Es heilt auch Katarrhe des Kehlkopfes, der Luftröhre, der Augenbindehaut, der Nasenschleimhaut ꝛc., wenn das Sekret die oben erwähnte Beschaffenheit hat; auch einen Magenkatarrh, wenn die Zunge gelblich-schleimig belegt ist; ferner Mittelohrkatarrh und Nierenkatarrh.

Das schwefelsaure Kali vermittelt den Zutritt von Sauerstoff und dieser beschleunigt die Bildung neuer Epidermis- und Epithelzellen, durch welche die in ihrem Verbande gelockerten Zellen abgestoßen werden.

Auch in der unbelebten Natur dienen Sulphate und Eisen als Sauerstoffüberträger. Kommen in der Rinde der Erde gleichzeitig ein schwefelsaures Salz und Eisenoxyd, resp. Eisenoxydul mit in Zersetzung begriffenen organischen Substanzen in Berührung, so geben sie ihren Sauerstoff ab und es bildet sich Schwefeleisen. Dieses kann durch Zutritt neuen Sauerstoffes wieder zerlegt werden, so daß Schwefelsäure und Eisenoxyd oder Eisenoxydul entstehen, welche unter geeigneten Bedingungen wieder Sauerstoffüberträger werden.

Schwefelsaurer Kalk.

In Moleschotts „Physiologie der Nahrungsmittel“ ist der schwefelsaure Kalk als Nahrungsstoff aufgeführt. Das betr. Werk ist im Jahre 1859 erschienen. — Seitdem hat manche Anschauung eine Berichtigung erfahren.

In Bunges Lehrbuch der physiologischen und pathologischen Chemie, welches im Jahre 1887 erschienen ist, findet sich der schwefelsaure Kalk nur in Gallenanalysen, und zwar nur in zwei Analysen, in zwei anderen nicht (Seite 189 u. 190).

Auf Seite 23 seines Lehrbuches sagt Bunge vom Schwefel: „Hauptsächlich in der Form des Eiweißes gelangt er in den Tierkörper und geht dort aus der Spaltung und Oxydation des Eiweißes zum größten Teil wiederum in der höchsten Oxydationsstufe als Schwefelsäure hervor. In dieser Form an Alkalien gebunden verläßt es den Tierkörper, um den Kreislauf aufs Neue zu beginnen.“

An „Alkalien“, d. i. an Kalium und Natrium, also nicht an Erden: Calcium und Magnesium, ist die Schwefelsäure im Organismus gebunden.

Der schwefelsaure Kalk ist zwar gegen manche Krankheiten (Eiterungsprozesse, Haut- und Schleimhaut-Affektionen) mit Erfolg angewendet worden; da er aber, wie aus obigem ersichtlich, nicht in die konstante Zusammensetzung des Organismus eingeht, so muß er von der biochemischen Bildfläche verschwinden.

Statt seiner kommt Natrum phosphoricum resp. Silicea in Betracht.

Die im Blute und in den Geweben vertretenen anorganischen Stoffe genügen zur Heilung aller Krankheiten, welche überhaupt heilbar sind.

Siechtümer, welche durch den Mißbrauch von Arzneien: China, Quecksilber 2c., bedingt sind, können durch minimale Gaben von Zellensalzen geheilt werden.

Die Symptome bestimmen die Wahl der Mittel.

Während die oben erwähnten Arzneikrankheiten mittels Zellensalze heilbar sind, müssen selbstverständlich akute Arsenik-, Phosphor- 2c. Vergiftungen nach den bekannten bezüglichen Grundsätzen behandelt werden.

Von mehreren Aerzten ist die Behauptung aufgestellt worden, die im menschlichen Organismus enthaltenen organischen Verbindungen müssen auch in die biochemische Therapie aufgenommen werden. Eine derartige Ansicht beruht auf einem Irrtum, wie ich nachzuweisen versuchen werde.

Die biochemische Therapie ist, wie bereits angedeutet worden, ein Analogon der Agrikultur-Chemie. Besitzt eine Pflanze die ihr von Natur gebührenden anorganischen Stoffe, so ist sie imstande, alle organischen Verbindungen, deren ihr Organismus bedarf, sich selbst zu bilden. — Man düngt die Pflanzen nicht mit Chlorophyllkörnern, um das Ergrünen der Blätter zu bewirken; denn man weiß, daß das in den Pflanzen enthaltene Eisen für das Entstehen des Blattgrüns sorgt. — Man düngt nicht mit Lecithin, Nuclcïn 2c., um die Pflanzen mit diesen phosphorhaltigen Verbindungen zu versorgen; man düngt, wenn nötig, mit phosphorsaurem Kalk. Die Pflanze entnimmt dem Calciumphosphat die Phosphorsäure und verbindet diese mit den übrigen, zur Konstitution des Lecithin, Nucleïn 2c. gehörenden, in ihr vorhandenen Stoffen.

Wenn mal jemand die Behauptung aufstellte, die Agrikultur- resp. Hortikultur-Chemiker seien im Irrtum, indem sie glauben, daß drei Dungstoffe genügen, man müsse alle in Pflanzen vertretenen organischen Stoffe als Dungmittel in Betracht nehmen, z. B. eventuell Chlorophyll, Gummi, Harz, Oel, Stärkemehl, Traubenzucker, Apfelsäure 2c., so würde man einen solchen weisen Daniel belächeln.

Enthält der menschliche Organismus organische Nährstoffe: Eiweiß, Fett und Kohlehydrate nebst den ihm gebührenden anorganischen Zellensalzen in genügenden Quantitäten an den richtigen Stellen, so müssen durch den Einfluß des Sauerstoffes und infolge von Spaltungen und Synthesen alle notwendigen organischen Verbindungen entstehen, und das betr. Individuum muß sich demnach im Zustande der Gesundheit befinden.

Synthesen, welche man früher als ein ausschließliches Privilegium der Pflanzen betrachtete, vollziehen sich auch im menschlichen und tierischen Organismus.

Zu denen, welche glauben, daß die organischen Stoffe auch in mein biochemisches Heilsystem aufgenommen werden müssen, gehört Dr. Ring in Wards Island, Newyork. Dieser tadelt mich, weil ich die organischen „Urverbindungen" nicht in mein therapeutisches System aufgenommen habe. Er sagt u. a.: „Die organischen Substanzen, wie Keratin, Tyrosin, Kreatin, Kreatinin ꝛc. sind normale Bestandteile derjenigen Gewebe, in und auf welchen sich Krebsgeschwülste bilden, und wir sind deshalb berechtigt, anzunehmen, daß bei richtiger Zubereitung und richtiger Wahl dieselben eine spezifische Wirkung auf die ihnen verwandten Gewebe ausüben werden."

Das ist zum Teil wahr, zum größten Teil aber unwahr. Wahr ist, daß das Keratin ein normaler Bestandteil einiger Gewebe ist; unwahr ist aber, daß Kreatin und Kreatinin Bestandteile der Gewebe sind; sie sind darin als Produkte der rückschreitenden Zellenmetamorphose enthalten. Alle organischen Verbindungen, welche wie Kreatin, Kreatinin, Harnstoff, Harnsäure ꝛc. im normalen Harn ausgeschieden werden, sind als die Endstufen der Oxydation der organischen Nährstoffe zu betrachten. Man kann sie in Betreff ihrer Nutzlosigkeit für den menschlichen Organismus mit dem Harz vergleichen, welches von einigen Pflanzen als ein für sie nutzloses Produkt ausgeschieden wird.

Die Idee, ein erkranktes Gewebe mit einem ihm verwandten gesunden Gewebe zu kurieren, ist seltsam. Das Knorpelgewebe ist dem Schleimgewebe verwandt. Das Funktionsmittel beider ist Chlornatrium. Wird man einen Schnupfen, eine mittels Chlornatrium heilbare Krankheit des Schleimgewebes, mit präpariertem Knorpel heilen wollen?

Schon vor X Jahren ist Dr. Constantin Hering auf den Einfall gekommen, das Horngewebe als Heilmittel zu versuchen. Er und seine Freunde haben Castor equorum, die Hornwarze an den Beinen der Pferde, präpariert und an Pferden und Menschen geprüft. In dem betr. Symptomen-Verzeichnisse findet man die Angabe: „Ein altes, gebrechliches Pferd ist um 20 Jahre jünger geworden." Trotz dieses vielversprechenden Symptoms, welches Castor equorum zu einem Analogon der Weiber-Verjüngungs-Mühle stempelt, ist das Mittel in Vergessenheit geraten.

Dr. Ring und Genossen lassen die von ihnen in Aussicht genommenen Stoffe präparieren, um sie an gesunden Personen zu prüfen. Ihr Unternehmen wird das Entstehen von Symptomen-Fabriken zur Folge haben. Vermutlich wird man höchst juxige Symptome zu lesen bekommen.

Wenn die chemisch-physiologischen Anschauungen der genannten Herren ein wenig klarer wären, so würden sie einsehen, daß ihr Unternehmen eine nutzlose Spielerei ist.

Wenn sie z. B. Lecithin anwenden, so können sie weiter nichts, als höchstens die Wirkungen eines Phosphates, wenn sie Keratin, welches sehr schwefelreich ist, anwenden, so können sie weiter nichts, als höchstens die Wirkungen eines Sulphates erzielen. Warum in die Ferne schweifen, wenn schon die Biochemie 5 Phosphate und 2 Sulphate bietet?

Wenn ein anorganisches Salz im Ueberschuß im Harn ausgeschieden wird, so ist infolge einer Molekularbewegungsstörung ein Defizit an dem gleichnamigen Salze im unmittelbaren Nährboden eines Zellengebietes vorhanden, und ein homogenes Salz ist als Heilmittel indiziert (vide Rhachitis, Seite 7). — Ein, in einem Nährboden enthaltenes Minimum betrifft stets ein Zellensalz, niemals eine organische Substanz; darum sind organische Substanzen als Heilmittel ausgeschlossen.

Wer dies bezweifelt, möge versuchen, ob irgend welche Krankheiten mittels Moleküle von Leimstoff, Schleimstoff, Tyrosin, Elastin, Zucker, Fett 2c. kuriert werden können. Das Resultat wird ein negatives sein.

Zum Aufbau und zur Erhaltung des menschlichen Organismus sind folgende Stoffe erforderlich: Sauerstoff, Fett, Eiweiß, leimgebende Substanz, Schleimstoff, Keratin, Elastin, Hämoglobin, Lecithin, Nucleïn, Cholesterin, Wasser und anorganische Salze.

Das Eiweiß bildet den Hauptbestandteil des Blutplasmas und der Lymphe; es ist in den Muskelfasern, den Axencylindern der Nervenfasern und im Protoplasmaleib aller Zellen enthalten. Aus leimgebender Substanz besteht das organische Gerüst der Knochen, Knorpel, Bänder und Bindegewebe. Der Schleimstoff ist in den Epithelzellen der Schleimhäute enthalten. Das Keratin ist die organische Grundlage der Epidermis, der Haare und Nägel; das Elastin die der elastischen Fasern.

Die leimgebende Substanz, der Schleimstoff, das Keratin und das Elastin sind Produkte der unter dem Einflusse des Sauerstoffes sich vollziehenden Spaltungen des Eiweißes.

Das Hämoglobin der Blutzellen ist die Verbindung eines Eiweißkörpers mit einem eisenhaltigen Körper, dem Hämatin.

Lecithin und Nucleïn entstehen aus Eiweiß, Fett und einem Phosphate infolge einer Umlagerung der Moleküle.

Was außer den obengenannten organischen und anorganischen Baustoffen in den Geweben gefunden wird, das sind Produkte der rückschreitenden Zellenmetamorphose und des Zerfalles des Eiweißes: Stoffe, welche durch die Tätigkeit der Zellen eliminiert werden müssen.

Zu den Produkten der rückschreitenden Zellenmetamorphose gehören, wie bereits gesagt, Kreatin, Kreatinin rc., zu den Produkten des Zerfalles der Eiweißstoffe gehören Tyrosin, Leucin rc.

Die Eiweißstoffe und die Fette sind Ersatzmittel und Kraftquellen; Sauerstoff, Kohlehydrate und Leim (nicht zu verwechseln mit leimgebender Substanz) sind Kraftquellen; die anorganischen Salze sind Ersatzmittel und Regulatoren der Funktionen.

Ausgleichung von Funktionsstörungen ist mit Wiederherstellung der Gesundheit gleichbedeutend. Dieser Zweck wird auf biochemischem Wege nur durch anorganische Salze erreicht.

Die Hoffnung des Dr. Ring und Genossen, mittels Tyrosin, Keratin, Kreatin rc. Krankheiten heilen zu können, stützt sich auf ein Trugbild, welches verschwindet, wenn es physiologisch beleuchtet wird.

Spezielle Anleitung zur Anwendung der biochemischen Mittel.

Das Fieber.

Das Fieber hat den Zweck, die Ausscheidung der Erreger und der Produkte der Krankheit zu bewirken.

Während des Fiebers ist der Stoffwechsel der Gewebe vermehrt. Mittels der aus der rückschreitenden Umwandlung der Zellen hervorgehenden Trümmer (Schlacken) gelangen die Erreger und die Produkte der Krankheit aus den Geweben in die Ausscheidungswege.

Auf solche Weise kann eine Naturheilung sich vollziehen. Sie erfolgt aber nicht in allen Fällen; deshalb sind therapeutische Hülfen zweckmäßig.

Wer aber mittels Antipyrin, Antifebrin, Chinin &c. ein Fieber herabdrückt, verzögert dadurch den Stoffwechsel und demzufolge die Heilung.

Viele Aerzte tun es aber. Ihr bezügliches Handeln ist naturwidrig. Der Umstand, daß trotz einer naturwidrigen Behandlung viele Personen mit heiler Haut davonkommen, beweist, daß viel dazu gehört, einen kranken Menschen kunstgerecht umzubringen.

Zuweilen geht es freilich schief. In einer süddeutschen Zeitung las ich vor kurzem, ein an einer leichten Lungenentzündung Erkrankter sei gestorben, nachdem sein Fieber mittels einer zu großen Dosis Chinin herabgedrückt worden.

Dieser Fall, der an das Opium erinnert, welches der Sohn des Küsters von Dibeldum nicht verdauen konnte, beweist, daß die Epigonen des Doktor Eisenbart noch nicht ausgestorben sind.

Was die biochemische Behandlung des Fiebers betrifft, so entspricht dem Entzündungsfieber Ferrum phosphoricum, weil dieses die Reizungshyperämie heilt, durch welche das Entzündungsfieber bedingt ist. (Vide die Charakteristik der Eisen-Wirkungen, Seite 14.)

Das Fieber, welches den Typhus, das Puerperalfieber, den akuten Gelenkrheumatismus begleitet, vermindert sich in dem Maße, wie die genannten Krankheiten unter dem Einflusse von Kali phosphoricum, Natrum phosphoricum ꝛc. in Heilung übergehen.

Exsudate und Transsudate.

Austritt von Faserstoff: Kalium chloratum.
„ „ Eiweiß: Calcarea phosphorica.
„ „ hellem Wasser: Natrum muriaticum.
„ „ gelblichem Wasser: Natrum sulphuricum.
„ „ Schleim: Natrum muriaticum.

Wird das Exsudat schmierig, stinkend: Kali phosphoricum.

Wird ein Schleim-Exsudat gelblich (gelbschleimig), so paßt Kali sulphuricum.

Eine phlegmonöse Entzündung der Haut oder des unterhautlichen Bindegewebes erfordert Natrum phosphoricum. Bildet sich ein Eiterherd, so ist Silicea anzuwenden, welche in einigen Fällen die Resorption des Eiters, in den meisten Fällen aber den Durchbruch des Eiterherdes nach außen und dadurch Heilung bewirkt.

Wird der Eiter übelriechend, so ist Kali phosphoricum zu geben; bleiben Verhärtungen zurück, so ist Fluorcalcium anwendbar.

Entzündung der serösen Häute.

Meningitis, Pleuritis, Pericarditis, Endocarditis, Peritonitis.	Dem ersten Stadium entspricht Ferrum phosphoricum. Für das Weitere vide „Exsudate“.

Lungen- und Lungen-Rippenfell-Entzündung.

Stadium der Hyperämie: Ferrum phosphoricum. Für das Weitere vide „**Exsudate**".

Gelenk-Rheumatismus, Podagra, Gicht.

Natrum phosphoricum nimmt die an den betr. Stellen angesammelte Harnsäure in sich auf und macht sie dadurch unschädlich. Alsdann verläßt es mit der aufgenommenen Harnsäure auf dem Wege des Stoffwechsels den Organismus.

Ablagerungen harnsaurer Salze erfordern Silicea. Vide die Charakteristik der Silicea, Seite 22.

In Betreff des Muskelrheumatismus verweise ich auf das unter der Ueberschrift „**Nacken-, Rücken- und Gliederschmerzen**" Angegebene.

Nierenkrankheiten.

Der Nierenentzündung entsprechen Ferrum phosphoricum, Kalium chloratum und Natrum phosphoricum.

Dem Eiweißharnen entsprechen Kali sulphuricum, Calcarea phosphorica, Kali phosphoricum und Natrum muriaticum.

Die begleitenden Symptome und die konstitutionellen Verhältnisse der betr. Kranken müssen bei der Wahl der Mittel den Ausschlag geben.

Das Eiweißharnen nach Scharlach erfordert Kali sulphuricum.

Die gesunden Epithelzellen der Harnkanälchen leisten dem Drucke des Blut-Eiweißes Widerstand; nur die erkrankten Zellen lassen Eiweiß in die Harnkanälchen treten.

Das betr. Epithelium kann erkranken wegen mangelhafter Sauerstoffzufuhr, oder wegen zu frühzeitigen Zerfalles oder wegen verzögerter Teilung und Neubildung von Zellen.

Die Silicea verhindert die Bildung von Nierengries.

Kindbettfieber.

Das spezifische Mittel dieser Krankheit ist Kali phosphoricum.

Typhus.

Das spezifische Mittel des Typhus ist Kali phosphoricum. Bei tiefer Betäubung ist Natrum muriaticum als Nebenmittel angezeigt.

Typhöse, adynamische Symptome.

Wenn bei einer akuten, von Fieber begleiteten Krankheit (Diphtherie, Scharlach, Pocken u. s. w.) Sopor, Zungentrockenheit, wässeriges Erbrechen 2c. sich einstellen, so nützt Natrum muriaticum. Bei braunem Belag der Zähne, aashaft stinkenden Entleerungen, septischen Blutungen paßt Kali phosphoricum.

Diphtherie.

Der am häufigsten vorkommenden s. g. katarrhalischen Form mit geringer Geschwulst und einem grau-weißen Exsudat entspricht Kalium chloratum. Bei bedeutender Geschwulst und einem massenhaften weißen Exsudate, welches häufigenfalles auch das Zäpfchen bedeckt, paßt Calcarea phosphorica. Mandelgeschwulst mit gelbem Belage: Natrum phosphoricum.

Stellt sich Brand ein, so ist Kali phosphoricum anzuwenden. Dies Mittel heilt auch die nach dem Ablaufe der Diphtheritis auftretenden Lähmungs-Erscheinungen: näselnde Sprache, Schielen 2c.

Verwerflich ist der Nebengebrauch von Kalkwasser, Eis, Karbol 2c., verwerflich ist nicht minder das Einwickeln in nasse Tücher zwecks Schweiß-Hervorbringung. Dadurch werden die Kräfte der Kranken erschöpft. Die Kinder können an Schwäche sterben, wie bezügliche Erfahrungen gelehrt haben.

Croup.

Dem falschen Croup entspricht Kalium chloratum, dem echten: Calcarea phosphorica.

Vermöge der spezifischen Beziehung der Calcarea phosphorica zum Eiweiß verbinden Moleküle dieses Phosphates sich mit Eiweiß-Molekülen der unteren Fläche des der Schleimhaut anhaftenden croupösen Exsudates. Infolge dieses Vorganges vollzieht sich eine Ablösung des Exsudates von der Schleimhaut. Man kann diese Trennung des Exsudates von der Schleimhaut dadurch beschleunigen, daß man abwechselnd mit Calcarea phosphorica Kali sulphuricum verabreicht. Letzteres vermittelt den Zutritt von Sauerstoff aus dem Blute (vide Seite 25) und der Sauerstoff fördert die Bildung neuer Epithelzellen aus dem vom croupösen Exsudate abgetrennten Eiweiß. Die bei diesem Vorgange sich vollziehenden Molekularbewegungen beschleunigen die Abtrennung des Exsudates.

Eine Wechselanwendung von Calcarea phosphorica und Kali sulphuricum ist bei Diphtherie mit weißem Exsudate auch statthaft.

Ruhr.

Ferrum phosphoricum und Kalium chloratum genügen in den meisten Fällen.

Stellen sich Delirien, Bauchauftreibung ein, haben die Abgänge einen aashaften Gestank, so paßt Kali phosphoricum. Dies Mittel paßt auch, wenn ohne Zeichen der Fäulnis reines Blut in Menge abgeht.

Krampfhafte Bauchschmerzen, welche durch Drücken und Zusammenkrümmen erleichtert werden, erfordern Magnesia phosphorica.

Scharlach.

In leichten Fällen genügen Ferrum phosphoricum und Kalium chloratum.

Unter Berücksichtigung des unter **„Diphtherie“** und **„Typhöse, adynamische Symptome“** Gesagten wird man das den schweren Fällen entsprechende Mittel finden.

Der nach Scharlach sich einstellenden Wassersucht entspricht Kali sulphuricum.

Blattern, Pocken.

Zuerst ist Kalium chloratum anzuwenden. Werden die Pusteln eiterhaltig, so paßt Natrum phosphoricum. Treten

Symptome der Adynamie und der Blutzersetzung ein, so gebe man Kali phosphoricum. Natrum muriaticum paßt bei Konfluenz der Pusteln.

Masern.

Die begleitenden Symptome indizieren das Heilmittel. — Ferrum phosphoricum, Kalium chloratum, Kali sulphuricum und Natrum muriaticum kommen vorzugsweise in Betracht.

Influenza.

Das Heilmittel der Influenza ist Natrum sulphuricum. (Vide die Charakteristik dieses Salzes, Seite 23.)

Die mittels Natrum sulphuricum von mir behandelten Influenza-Fälle blieben ohne Nachkrankheiten. Die Nachkrankheiten der von andern Aerzten mit anderen Mitteln behandelten Fälle waren von der Art, daß sie von dem Wirkungskreise des Natrum sulphuricum gedeckt wurden; mit diesem Mittel daher geheilt werden konnten.

Kopf- und Gesichtsschmerzen.

Stechen oder Drücken oder Klopfen, verschlimmert durch Schütteln des Kopfes, durch Bücken, überhaupt durch jegliche Bewegung: Ferrum phosphoricum.

Schmerzen mit Hitze und Röte des Gesichts: Ferrum phosphoricum.

Schmerzen mit Erbrechen von Galle: Natrum sulphuricum.

Schmerzen mit Erbrechen von durchsichtigem Schleim oder Wasser: Natrum muriaticum.

Schmerzen mit Erbrechen von Speisen: Ferrum phosphoricum.

Schmerzen mit Auswürgen von weißem Schleime: Kalium chloratum.

Lebhafte, schießende, stechende Schmerzen, welche Pausen machen und die Stelle wechseln: Magnesia phosphorica.

Schmerzen bei blassen, empfindlichen, reizbaren Personen: Kali phosphoricum.

Schmerzanfälle mit nachfolgender großer Schwäche: Kali phosphoricum.

Schmerzen, welche in warmer Stube und abends sich verschlimmern, in freier, kühler Luft sich bessern: Kali sulphuricum.

Schmerzen mit gleichzeitigem Auftreten kleiner erbsengroßer Knötchen auf dem Haarkopfe: Silicea.

Schmerzen bei hellschleimig belegter Zunge und trägem Stuhlgange: Natrum muriaticum.

Schmerzen mit reichlichem Flusse scharfer Tränen: Natrum muriaticum.

Verlarvtes Wechselfieber, als Kopf- oder Gesichts-Neuralgie auftretend: Natrum sulphuricum, event. Natrum muriaticum.

Schmerzen mit Kribbeln, Kälte- oder Taubheits-Gefühl: Calcarea phosphorica.

Die Kopfschmerzen der Kinder werden in der Regel durch Ferrum phosphoricum rasch geheilt.

Haarkopf.

Gegen den Schinn und gegen das Haarausfallen nützt die äußerliche Anwendung von Natrum muriaticum.

Alopecia areata: Kali phosphoricum.

Herpes tonsurans: Natrum sulphuricum.

Gehirnerschütterung.

Kali phosphoricum ist das entsprechende Mittel. Bleiben Sehstörungen zurück, so ist Magnesia phosphorica indiziert.

Hydrocephaloid: Calcarea phosphorica.

Chronischer Wasserkopf: Calcarea phosphorica.

Cephalaematom: Fluorcalcium.

Kraniotabes: Calcarea phosphorica.

Zu langes Offenbleiben der Fontanellen: Calcarea phosphorica.

Ist bei einer dieser Krankheiten ein aashaft stinkender Durchfall vorhanden, so muß Kali phosphoricum als Zwischenmittel gegeben werden.

Schlagfluß: Silicea.

Säufer-Delirium.

Die meisten Fälle werden mittels Natrum muriaticum rasch geheilt. Wenn letzteres den Dienst versagt, gebe man Kali phosphoricum.

Schwindel.

Durch Blutandrang bedingter wird durch Ferrum phosphoricum, nervöser durch Kali phosphoricum geheilt. Sind gastrische Beschwerden dabei, so muß der Zungenbelag berücksichtigt werden.

Ohren.

Durch Hyperämie bedingte Schmerzen, Ohrgeräusche oder Schwerhörigkeit erfordern Ferrum phosphoricum.

Gegen nervöse Affektionen wähle man individualisierend Magnesia phosphorica, resp. Calcarea phosphorica, Kali phosphoricum.

Entzündliches Verschwollensein des äußeren Gehörganges: Silicea.

Ausfluß dünner, gelber Flüssigkeit: Kali sulphuricum.

Ausfluß dicken Eiters: Silicea, Natrum phosphoricum.

Schwerhörigkeit, bedingt durch Verschwellung und Katarrh der Eustach'schen Röhre und der Paukenhöhle: Kalium chloratum, Natrum muriaticum.

Ist Grund zu der Annahme vorhanden, daß eine Schwerhörigkeit durch verhärtete Exsudate im inneren Ohr bedingt ist, so gebe man Silicea und Fluorcalcium.

Mumps: Kalium chloratum, und bei reichlichem Speichelflusse: Natrum muriaticum.

Zahnschmerzen.

Schmerz mit Speichel- oder Tränenfluß: Natrum muriaticum.

Schmerz mit Geschwulst des Zahnfleisches und der Backe: Kalium chloratum; genügt Kalium chloratum nicht: Silicea; ist die Geschwulst knochenhart: Fluorcalcium.

Schmerz, welcher rasch die Stelle wechselt, Pausen macht und durch Wärme gelindert wird: Magnesia phosphorica.

Schmerz, welcher durch Druck gebessert, durch leise Berührung verschlimmert wird: Magnesia phosphorica.

Schmerz, welcher in warmer Stube und abends sich verschlimmert, in freier, kühler Luft sich bessert: Kali sulphuricum.

Backenhitze, Verschlimmerung des Schmerzes durch warme, Linderung durch kalte Getränke: Ferrum phosphoricum.

Wenn das Zahnfleisch blutet oder einen hellrötlichen Saum hat: Kali phosphoricum.

Wenn der schmerzhafte Zahn lose, und die Oberfläche desselben gegen die leiseste Berührung empfindlich ist: Fluorcalcium.

Beschwerden beim Zahnen der Kinder.

Calcarea phosphorica und besonders Fluorcalcium befördern den Durchbruch der Zähne.

Ist Fieber vorhanden: Ferrum phosphoricum, Krämpfe mit Fieber: Ferrum phosphoricum, Krämpfe ohne Fieber: Magnesia phosphorica und Calcarea phosphorica. — Augenentzündung: Ferrum phosphoricum, — Calcarea phosphorica. — Geifern: Natrum muriaticum. — Kehlkopfkrampf: Magnesia phosphorica. Krampfhusten: Magnesia phosphorica. Blasenkrampf: Magnesia phosphorica. Durchfall vide „**Durchfall**".

Augen.

Blepharitis ciliaris: Kalium chloratum, Natrum phosphoricum.

Gerstenkörner, Knötchen, Verhärtungen der Lider: Silicea, Fluorcalcium.

Hyperämie der Bindehaut ohne Absonderung: Ferrum phosphoricum.

Absonderung weiß, weißgrau: Kalium chloratum.
„ wässerig-schleimig: Natrum muriaticum.
„ gelbschleimig: Kali sulphuricum.
„ dick, gelb, eiterig: Natrum phosphoricum, eventuell Silicea.
„ gelblich-grün: Natrum sulphuricum.
„ rahmähnlich: Natrum phosphoricum.

Augenentzündung der Neugeborenen: Hauptmittel: Natrum phosphoricum, andere biochemische Mittel nach Maßgabe der Beschaffenheit des Sekretes (innerlich und zum Einspritzen).

Augenentzündung der Skrofulösen, Hauptmittel Natrum phosphoricum, Magnesia phosphorica.

Trachom: Kalium chloratum.

Hornhautentzündung: Kalium chloratum, wenn das Exsudat weissgrau, Calcarea phosphorica, wenn es weiß, Natrum phosphoricum, wenn es gelb ist.

Bläschen auf der Hornhaut: Natrum muriaticum.

Flaches Geschwür: Kalium chloratum.

Tiefes Geschwür: Silicea.

Hornhautflecke: Mit einer Verdünnung von Natrum muriaticum ist der Fleck mehrere Male täglich zu bespritzen. Die Moleküle des Natrum muriaticum, welche an der betr. Stelle haften bleiben, bewirken durch ihre feuchtigkeitanziehende Kraft eine allmähliche Durchfeuchtung und demzufolge eine Schmelzung des Fleckes.

Hypopyon: Silicea.

Regenbogenhautentzündung: Kalium chloratum, Natrum muriaticum.

Netzhautentzündung: Ferrum phosphoricum.

Netzhautexsudat: Kalium chloratum.

Lichtscheu nach Ueberreizung, ohne sonstige Symptome: Kali phosphoricum.

Funkensehen: Natrum phosphoricum, Magnesia phosphorica.

Krampfhaftes Schielen: Magnesia phosphorica, durch Würmer bedingt: Natrum phosphoricum.

Schielen nach Diphtheritis: Kali phosphoricum.

Asthenopie, nervöse: Kali phosphoricum.

" hydrämische: Natrum muriaticum.

Heftige, bohrende Schmerzen im Auge, als rein nervöse Affektion: Magnesia phosphorica; als rheumatische Affektion: Natrum phosphoricum; als gichtische: Silicea.

Täglich zu bestimmter Zeit auftretende Augenschmerzen mit Tränenfluß: Natrum muriaticum.

Mundhöhle.

Katarrhalische Entzündung der **Schleimhaut**, welche den beweglichen Gaumen, die Mandeln und den Schlund bedeckt.

Wenn Röte und heftiger Schmerz vorhanden: Ferrum phosphoricum.

Wenn weißes Exsudat: Kalium chloratum.

Wenn goldgelb: Natrum phosphoricum.

Wenn durchsichtiger, blasiger Schleim: Natrum muriaticum.

Der Angina tonsillaris entspricht Natrum phosphoricum, der chronischen Mandelgeschwulst Magnesia phosphorica.

Entzündung des Zäpfchens: Natrum muriaticum.

Entzündung der Zunge. Ist die Zunge stark geschwollen und dunkelrot: Ferrum phosphoricum. Tritt Eiterung ein: Silicea. Gegen Verhärtungen: Fluorcalcium.

Mundfäule und **Scorbut:** Kali phosphoricum.

Zahnfleisch. Ist das Zahnfleisch blaß, so paßt vorzugsweise Calcarea phosphorica; hat es einen hellroten Saum, so ist Kali phosphoricum indiziert. Letzteres paßt auch bei Zahnfleischblutungen.

Zungenbelag: Bei weißer, nicht schleimiger Schicht paßt Kalium chloratum. Bei schleimiger Schicht und wenn an den Zungenrändern kleinblasiger Speichelschleim: Natrum muriaticum.

Zunge rein und feucht: Natrum muriaticum.

Zunge schmutzig, bräunlich-grünlich belegt, dabei Bittergeschmack: Natrum sulphuricum.

Zunge wie mit flüssigem Senf überstrichen, dabei Mundgestank: Kali phosphoricum.

Belag goldgelb und feucht: Natrum phosphoricum.

Zunge gelbschleimig belegt: Kali sulphuricum.

Der wahlbestimmende Einfluß des Zungenbelags erstreckt sich nicht auf die Affektionen aller Gewebsgebiete. Er ist aber in den Fällen zu berücksichtigen, wo ich in dieser Schrift darauf hingewiesen habe. — Wenn jemand, der an einem chronischen Magenkatarrh leidet, dazu noch eine andere (akute) Krankheit erwirbt, so wird sein Zungenbelag nicht immer die Beschaffenheit haben, welche dem gegen die akute Krankheit anzuwendenden Mittel entspricht.

Spricht sich eine — vorzugsweise chronische — Krankheit durch unbestimmte Symptome aus, dann kann in den allermeisten Fällen der Zungenbelag zur Wahl des richtigen Mittels führen.

Aphthen und **Soor:** wenn weiß oder weißgrau: Kalium chloratum; wenn gelb: Natrum phosphoricum; wenn ein hellroter Rand vorhanden: Kali phosphoricum.

Noma: Kali phosphoricum.

Erbrechen.

Erbrechen von Speisen: Ferrum phosphoricum.

Erbrechen von Speisen nebst saurer Flüssigkeit: Ferrum phosphoricum.

Erbrechen von Galle allein: Natrum sulphuricum.

Erbrechen von langziehendem, durchsichtigem Schleime: Natrum muriaticum.

Erbrechen von wässeriger Flüssigkeit: Natrum muriaticum.

Erbrechen von Blut: Ferrum phosphoricum, Kali phosphoricum und Natrum phosphoricum.

Auswürgen weißen Schleims: Kalium chloratum.

Erbrechen saurer Flüssigkeit oder käsiger Massen: Natrum phosphoricum.

Erbrechen während der Dentition: Calcarea phosphorica, Fluorcalcium.

Seekrankheit: Natrum phosphoricum.

Gelbsucht.

Gegen jeden Fall von Gelbsucht wende man zunächst Natrum sulphuricum an. In den meisten Fällen wird man mit diesem Mittel die Heilung bewirken. — In zweiter Reihe stehen Kalium chloratum, Kali sulphuricum und Natrum muriaticum, welche nach Maßgabe der Nebensymptome zu wählen sind.

Schmerzen im Magen und Bauch.

Acute Magenentzündung mit heftigem Schmerz der aufgetriebenen Magengegend, Erbrechen und Fieber: Ferrum phosphoricum.

Wenn bei einem zu spät in Behandlung gekommenen Falle Symptome des Kräfteverfalles, Trockenheit der Zunge &c. vorhanden, so wird Kali phosphoricum zu geben sein.

Acute und **chronische Magenschmerzen**, welche nach Speisegenuß und bei Druck auf die Magengegend sich verschlimmern, und besonders wenn Speiseerbrechen sich einstellt, verlangen Ferrum phosphoricum.

Krampfhafte Magenschmerzen bei reiner Zunge: Magnesia phosphorica.

Gefühl krampfhaften Zusammenschnürens: Magnesia phosphorica.

Magenschmerz mit Wasserzusammenlaufen im Munde: Natrum muriaticum.

Magenschmerz mit Schleimerbrechen bei Trägheit des Stuhlganges: Natrum muriaticum.

Wenn gegen den zuletzt genannten Magenschmerz Natrum muriaticum nicht vollständig genügt, so ist in der Regel ein Zungenbelag vorhanden, welcher Kalium chloratum resp. Kali sulphuricum verlangt.

Druck und **Vollheitsgefühl** mit **gelbschleimigem** Zungenbelag: Kali sulphuricum.

Kneipen im Magen mit Aufstoßen von Luft in kleinen, keine Erleichterung verschaffenden Portionen: Magnesia phosphorica.

Schmerzen, durch Windestauung im Dickdarm bedingt: Natrum sulphuricum.

Kolik in der Nabelgegend, zum Krümmen nötigend: Magnesia phosphorica.

Blähungskoliken kleiner Kinder mit Anziehen der Beine, mit oder ohne Durchfall: Magnesia phosphorica. Ist Säure-Ueberschuß vorhanden, so gebe man Natrum phosphoricum.

Bei den von Erbrechen begleiteten Magenschmerzen indiziert die Beschaffenheit des Erbrochenen das Mittel.

Gastrische Beschwerden mit vorwaltender Säure (Sodbrennen): Natrum phosphoricum; nach Fettgenuß: Natrum phosphoricum, welches die Fettsäure verseift.

Magengeschwür: Das runde Magengeschwür, welches durch eine Funktionsstörung trophischer Fasern des Sympathikus bedingt ist, erfordert Kali phosphoricum.

Windkolik mit Verstopfung, bei Erwachsenen: Natrum sulphuricum.

Bleikolik: Natrum sulphuricum (2. Verdünnung).

Gallensteinkolik (Einklemmung eines Steins im Ductus choledochus): Magnesia phosphorica.

Natrum phosphoricum kann die Neubildung von Gallenstein verhüten.

Magenerweiterung: Kali phosphoricum.

Durchfall.

Entleerungen wässerig, schleimig: Natrum muriaticum.
" aashaft stinkend: Kali phosphoricum.
" wässerig-gallig: Natrum sulphuricum.
" blutig, blutig-schleimig: Kalium chloratum.
" eiterig, blutig-eiterig: Natrum phosphoricum, eventuell Silicea.
" unverdaut: Ferrum phosphoricum.

Durch überschüssige Säure bedingter Durchfall: Natrum phosphoricum.

Wässeriger Durchfall mit Leibschneiden vor jeder Entleerung: Magnesia phosphorica.

Cholerine und Cholera: Natrum sulphuricum.

Würmer.

Natrum phosphoricum nützt gegen Spulwürmer dadurch, daß es überschüssige Milchsäure tilgt, welche eine Existenzbedingung für die genannten Würmer ist; Madenwürmer: Natrum muriaticum.

Hämorrhoiden.

Das Heilmittel der Hämorrhoiden ist Fluorcalcium. Sind die Knoten entzündet, so ist Ferrum phosphoricum anzuwenden; bei heftigen Schmerzen ohne Entzündung paßt Magnesia phosphorica. Den s. g. Schleimhämorrhoiden entspricht Natrum muriaticum.

Harnruhr, Diabetes mellitus.

Das Heilmittel dieser Krankheit ist Natrum sulphuricum. — Ein scharf hervortretendes Nebensymptom, welches nicht in der Wirkungssphäre des Natrum sulphuricum liegt, kann aber ein jenem Symptom entsprechendes Mittel erfordern.

Schnupfen.

Stockschnupfen: Kalium chloratum; bei Skrofulösen: Natrum phosphoricum.

Fließschnupfen: Secret wässerig, hellschleimig: Natrum muriaticum.
" gelbschleimig: Kali sulphuricum.
" dick, eiterig: Natrum phosphoricum, resp. Silicea.

Gegen Ozaena nützen Natrum phosphoricum und Magnesia phosphorica.

Wird ein grüner Schleim abgesondert, so paßt Natrum sulphuricum.

Heiserkeit.

Bei der einfachen, nach Erkältung entstandenen Heiserkeit paßt Kalium chloratum. Selten ist noch Kali sulphuricum erforderlich. — Ist die Heiserkeit eine Folge von Ueberanstrengung der Stimmorgane (bei Schauspielern, Sängern 2c.), so nützt Ferrum phosphoricum, eventuell Kali phosphoricum.

Husten.

Der akute, kurze, krampfhafte, sehr schmerzhafte Husten erfordert Ferrum phosphoricum, dann Kalium chloratum. Dem wirklichen Krampfhusten entspricht Magnesia phosphorica. In Betreff des von Schleimauswurf begleiteten Hustens sehe man **„Schleimhautkrankheiten"**.

Asthma.

Dem nervösen Asthma entsprechen Kali phosphoricum und Magnesia phosphorica, die letztere bei vorwaltenden Blähungsbeschwerden.

Diejenigen Atmungsbeschwerden, welche mit katarrhalischen Erscheinungen einhergehen, resp. dadurch bedingt sind, indizieren die Mittel, welche der Qualität des Schleimes entsprechen.

(Vide **„Schleimhautkrankheiten."**)

Keuchhusten.

Dem entzündlich-katarrhalischen Stadium entspricht Ferrum phosphoricum, dem nervösen: Magnesia phosphorica. Gegen das Speiseerbrechen nützt Ferrum phosphoricum. Nach Maßgabe der Beschaffenheit des Schleimes sind Kalium chloratum, Natrum muriaticum und Kali sulphuricum zu wählen.

Ein besonderes Nebensymptom kann den Zwischengebrauch eines demselben entsprechenden Mittels (etwa Kali phosphoricum, Calcarea phosphorica) notwendig machen.

Akutes Lungenödem.

Atemnot, Bläue des Gesichts, Krampfhusten, wobei eine schaumig-seröse Masse herausbefördert wird, erfordern Kali phosphoricum und Natrum muriaticum.

Schleimhautkrankheiten.

Bei der Mittel-Wahl sind die Konsistenz und die Farbe des Sekrets maßgebend.

Absonderung fibrinös: Kalium chloratum.
„ albuminös: Calcarea phosphorica.
„ goldgelb: Natrum phosphoricum.
„ gelbschleimig: Kali sulphuricum.
„ grün: Natrum sulphuricum.
„ hell, durchsichtig: Natrum muriaticum.
„ eiterig: Natrum phosphoricum, Silicea.
„ sehr stinkend: Kali phosphoricum.
„ wund machend: Natrum muriaticum und Kali phosphoricum.

Auf Grund dieser Unterschiede wähle man die Mittel gegen Schleimhusten, Weißfluß, Schnupfen, Stirnhöhlenkatarrh u. s. w.

Polyp.

Wenn die leimgebende Substanz, welche die organische Grundlage der Bindegewebszellen ist, phosphorsauren Kalk verliert, so kann eine Lockerung und Wulstung des betr. Gewebes entstehen.

Ist eine Partie des submucösen Bindegewebes durch Verlust von phosphorsaurem Kalk erkrankt, so bildet sich ein Polyp, dessen Heilmittel phosphorsaurer Kalk ist.

Blasenkatarrh.

In erster Linie kommt Natrum phosphoricum in Betracht. Vide eventuell „**Schleimhautkrankheiten**“.

Dem chronischen Blasenkatarrh entspricht meistenfalls Silicea.

Hypertrophie der Prostata: Magnesia phosphorica.

Harnverhaltung, resp. Bettnässen.

Aus der Charakteristik der Wirkungen des Natrum sulphuricum (S. 23) geht hervor, daß dies Mittel sowohl eine Harnverhaltung, als auch unwillkürliches Harnen (Bettpissen) heilen kann. Ist aber die eine oder die andere der in Rede stehenden Krankheiten durch eine allgemeine oder eine lokale Neurasthenie bedingt, so ist Kali phosphoricum anwendbar.

Gegen eine durch einen Krampf des Blasenschließers bedingte Harnverhaltung nützt Magnesia phosphorica.

Bei Kindern, die an Würmern leiden, ist Natrum phosphoricum gegen das Bettnässen indiziert.

Ferrum phosphoricum heilt die mit Hitze verbundene Harnverhaltung kleiner Kinder.

Hautkrankheiten.

Die gegen Schleimhautkrankheiten empfohlenen Mittel entsprechen auch den Hautkrankheiten: Eczem, Flechten u. s. w.

Bläschen mit	serofibrinösem	Inhalte:	Kalium chloratum.
„ „	albuminösem	„	Calcarea phosphorica.
„ „	wasserhellem	„	Natrum muriaticum.
„ „	honiggelbem	„	Natrum phosphoricum.
„ „	gelblich-wässerigem	„	Natrum sulphuricum.
„ „	eiterigem	„	Natrum phosphoricum, resp. Silicea.
„ „	blutigem, jauchigem	„	Kali phosphoricum.

Eiterpusteln auf infiltriertem Grunde: Silicea.

Die nach dem Platzen der Bläschen entstandenen Schüppchen, Schuppen oder Borken erfordern folgende Mittel:

Mehlartiger Belag: Kalium chloratum,
weißgelbliche Krusten: Calcarea phosphorica,
weiße Schuppen: Natrum muriaticum,
honiggelbe Krusten: Natrum phosphoricum,
gelbliche Schuppen: Natrum sulphuricum,
gelbe Eiterkrusten: Silicea,
stinkende, schmierige Krusten oder Schuppen: Kali phosphoricum.

Reichliche Epidermis-Abschuppung auf klebrigem Grunde: Kali sulphuricum.

Harte Borke in den Handflächen mit oder ohne Schrunden: Fluorcalcium.

Anschwellung der Talgdrüsen: Natrum phosphoricum.

Entzündung und Eiterung derselben: Silicea.

Den nässenden Ausschlägen entsprechen die Natronsalze nach Maßgabe der oben angegebenen Farbenunterschiede der Absonderungen.

Gegen Ausschläge, welche nach dem Impfen sich einstellen, wende man Kalium chloratum, resp. Natrum phosphoricum an.

Dem Wundsein kleiner Kinder entsprechen Natrum phosphoricum und Natrum muriaticum. Ist dabei ein aashaft stinkender Durchfall vorhanden, so gebe man Kali phosphoricum.

Nesselausschlag: Kali phosphoricum.
Hautjucken: Magnesia phosphorica.
Hautschrunden: Fluorcalcium.
Psoriasis: Magnesia phosphorica.

Krankheiten der Fingernägel: Brüchigkeit, Risse, Gelbwerden, Flecke, Verdickung: Silicea.

Rose: Die ödematöse, weiche Hautentzündung erfordert Natrum sulphuricum, der infiltrierten Hautentzündung entspricht Natrum phosphoricum.

Gegen Gürtelrose wende man Natrum muriaticum an.

Bei roseartigen Entzündungen können intensive Fieber- und Entzündungs-Symptome Ferrum phosphoricum indizieren. — Zur Beförderung der Abschuppung dient Kali sulphuricum.

Pemphigus: Der Pemphigus vulgaris (Blasen und Bläschen mit wässerigem Inhalt und praller Oberfläche) erfordert Natrum sulphuricum, wenn die Flüssigkeit gelblich, Natrum muriaticum, wenn sie wasserhell ist. Dem Pemphigus malignus (Blasen und Bläschen mit wässerig-blutigem Inhalt und welker, faltiger Oberfläche) entspricht Kali phosphoricum.

Verbrennung und Verbrühung: Hat sich eine Blase gebildet, so gebe man Natrum muriaticum. Ist eine mit weißem oder weißgrauem Exsudate bedeckte Wundfläche vorhanden, so gebe man Kalium chloratum. Ist schon eine Eiterung entstanden, so paßt Silicea. (Innere und äußere Anwendung des betr. Mittels.)

Frostbeulen, frische und eiternde: Natrum sulphuricum.

Panaritium: } Silicea.
Furunkel: }

Karbunkel: Fluorcalcium, später eventuell Kali phosphoricum.

Wildfleisch: Kalium chloratum event. Silicea.

Folgen von Insektenstichen: Natrum muriaticum (äußerlich).

Warzen an den Händen: Kalium chloratum. Man löse ein erbsengroßes Quantum der Verreibung in einem Eßlöffel voll Wasser und befeuchte einige Male täglich mit dieser Lösung die Warzen und die umgebende Haut.

Auch Natrum sulphuricum ist anwendbar. Es entzieht der Basis der Warzen Wasser und bewirkt dadurch ein Schrumpfen und Abfallen derselben.

Brustdrüsenentzündung, Mastitis.

Zuerst ist Natrum phosphoricum anzuwenden, welches, frühzeitig gegeben, die Resorption bewirken kann. Bildet sich ein Eiterherd, so ist Silicea anwendbar. — Verhärtung: Fluorcalcium.

Lymphdrüsen.

Vide den Abschnitt „**Skrofulose und Tuberkulose**“. — Eventuell berücksichtige man das a. a. O. über „**Eiterung**“ und „**Verhärtung**“ Gesagte.

Kropf.

Magnesia phosphorica.

Schanker und Tripper.

Der weiche Schanker erfordert Kalium chloratum, der phagedänische: Kali phosphoricum, der harte: Fluorcalcium. — Diese Mittel sind innerlich und äußerlich anzuwenden.

Gegen die chronische Syphilis wende man Kalium chloratum, Kali sulphuricum, Natrum muriaticum, Natrum sulphuricum, Silicea und Fluorcalcium nach Maßgabe der Symptome an.

Tripper. Das Hauptmittel ist Natrum phosphoricum.

Gegen Blutungen der Harnröhre nützt Kali phosphoricum.

Gegen den Nachtripper wende man Natrum muriaticum und Calcarea phosphorica an.

Ist das Sekret grünlich oder grün, so gebe man Natrum sulphuricum.

Feigwarzen erfordern Kalium chloratum und Natrum sulphuricum.

Eine Orchitis erfordert Ferrum phosphoricum, dann Kalium chloratum, eventuell noch Calcarea phosphorica.

Hodenverhärtung: Fluorcalcium.

Scrotalödem: } Natrum muriaticum und
Präputialödem: } Natrum sulphuricum.

Eicheltripper: Kali sulphuricum; wenn stinkend: Kali phosphoricum (äußerliche und innerliche Anwendung des betr. Mittels).

Hydrocele: Natrum muriaticum, Calcarea phosphorica, eventuell Silicea.

Mechanische Verletzungen.

Quetschungen, Schnitt- und andere frische Wunden, Verstauchungen u. s. w. erfordern gleich anfangs Ferrum phosphoricum. Bleibt nach dem Gebrauche dieses Mittels eine Geschwulst der betr. Stelle zurück, so gebe man Kalium chloratum. Ist in vernachlässigten Fällen eine Eiterung entstanden, so paßt Silicea. Verjauchung oder Brand: Kali phosphoricum; Wildfleisch: Kalium chloratum.

Knochenbrüche erfordern neben den mechanischen Mitteln zuerst Ferrum phosphoricum gegen die Verletzung der Weichteile, später Calcarea phosphorica zur Beförderung der Callus-Bildung.

Die Tenalgia crepitans (den knisternden Sehnenschmerz), welche oberhalb des Handgelenks an der Dorsalseite des Unterarms der Tischler und anderer Handwerker entsteht, wenn sie mit zu großer Kraftanstrengung den Meißel, resp. ein anderes Werkzeug in halbrotierender Bewegung auf den zu bearbeitenden Stoff haben einwirken lassen, habe ich in zwei Fällen mittels Ferrum phosphoricum rasch geheilt.

Einen dritten Fall, der unter allopathischer Behandlung chronisch geworden war, heilte ich rasch mittels Kalium chloratum, nachdem Ferrum phosphoricum sich wirkungslos erwiesen hatte.

Ganglium tendinosum: Fluorcalcium.

Unterschenkelgeschwüre.

Es kommen hier die gegen Haut- und Schleimhautkrankheiten empfohlenen Mittel in Betracht.

In erster Linie stehen Natrum muriaticum und Natrum sulphuricum.

Den varicösen Geschwüren entspricht Fluorcalcium.

Knochenkrankheiten.

Die Periostitis mit Tendenz zur Eiterung erfordert Silicea. Harte, höckerige, zackige Erhabenheiten auf der Knochenoberfläche erfordern Fluorcalcium.

Besser als Silicea wird dies Mittel gegen die sog. Kopfblutgeschwulst mit knöchernem Walle auf dem Seitenwandbeine der Neugeborenen passen.

Die englische Krankheit erfordert Calcarea phosphorica. Gesellt sich Atrophie mit stinkendem Durchfall hinzu, so muß dieser Zustand zuerst mittels Kali phosphoricum beseitigt werden. Etwaiger Säure-Ueberschuß muß mittels Natrum phosphoricum getilgt werden.

Dr. Kassowitz in Wien, Professor Hagenbach in Bern u. a. verordnen gegen Rhachitis Phosphor in minimalen Gaben.

Das bezügliche Recept lautet:

R. Phosphori 0,01,
solve in Ol. amygd. dulc. 10,0,
Pulv. gumm. arab.,
Syr. simpl. āā 5,00,
Aqu. destill. 80,0.

Obige Mischung repräsentiert eine vierte Decimalverdünnung des Phosphors; da sie aber teelöffelweise genommen wird, so entspricht die tägliche Gabe ungefähr derjenigen einer üblichen dritten Decimalverdünnung.

Die Phosphormoleküle verbinden sich im Organismus mit Sauerstoffmolekülen zu Phosphorsäure. Diese verbindet sich mit Molekülen kohlensauren Kalks, unter Ausscheidung von Kohlensäure, zu phosphorsaurem Kalk.

Eine solche Rhachitisbehandlung stimmt mit der in diesem Buche angegebenen Behandlungsweise quantitativ und qualitativ überein, wenn der phosphorsaure Kalk in dritter Decimalverreibung verabreicht wird.

Da ein Teil der Moleküle des Phosphors, resp. der Phosphorsäure auf dem Wege nach ihrem Bestimmungsorte Gelegenheit findet, sich mit Molekülen des im Blute vorhandenen Natron zu verbinden, so bekommen die betr. Zellen vielleicht nur einen Teil der für sie bestimmten Phosphor-Gabe. — In der Möglichkeit, daß das Natron alle Moleküle des verabreichten Phosphors in Anspruch nimmt, liegt die Erklärung der manchmal vorkommenden Mißerfolge. Verabreicht man aber phosphorsauren Kalk, so verfährt man sicherer, weil dieser mit den oben erwähnten Salzen keine Verbindungen eingeht.

Hüftgelenkentzündung der Skrofulösen: Natrum phosphoricum und Silicea.

Blutungen.

Blut rot, leicht zu einer gallertartigen Masse gerinnend: Ferrum phosphoricum.

Blut schwarz, dick, zähe: Kalium chloratum.

Blut hellrot oder schwärzlichrot, dabei dünn und wässerig, nicht gerinnend: Kali phosphoricum und Natrum muriaticum.

Dem Nasenbluten der Kinder entspricht in der Regel Ferrum phosphoricum, der Anlage zu Nasenblutungen Kali phosphoricum.

Gebärmutterblutungen: vorzugsweise Ferrum phosphoricum, Fluorcalcium und Kali phosphoricum.

Hämorrhoidalblutungen: Ferrum phosphoricum, Kalium chloratum und Fluorcalcium.

Menstruation.

Bei Menstruations-Störungen müssen Nebensymptome die Wahl des Mittels bestimmen.

Wehen.

Wehenschwäche: Kali phosphoricum; Krampfwehen: Magnesia phosphorica.

Mangelnde Nachwehen: Fluorcalcium, wenn eine Erschlaffung der elastischen Fasern des Uterus, Kali phosphoricum, wenn eine gestörte Innervation zu Grunde liegt.

Menstrualkolik.

Gewöhnlich Magnesia phosphorica; den blassen, empfindlichen, reizbaren, weinerlichen Personen entspricht Kali phosphoricum.

Bei Pulsbeschleunigung und vermehrter Gesichtsröte ist Ferrum phosphoricum zu geben.

Vaginismus: Ferrum phosphoricum, Magnesia phosphorica.

Milchabsonderung.

Natrum sulphuricum vermindert die Milchabsonderung, Calcarea phosphorica vermehrt sie.

Natrum muriaticum ist anwendbar, wenn die Milch wässerig-bläulich ist.

Nacken-, Rücken- und Gliederschmerzen.

Schmerzen, die nur während der Bewegung empfunden oder durch Bewegung verschlimmert werden, erfordern Ferrum phosphoricum (als zweites Mittel paßt Kalium chloratum).

Schmerzen, lähmende, die bei mäßiger Bewegung gebessert, durch Anstrengung (zu lange fortgesetztes Gehen) verschlimmert und besonders nach dem Aufstehen vom Sitzen (zu Anfang der Bewegung) am meisten empfunden werden: Kali phosphoricum.

Schmerzen mit Taubheits- oder Kältegefühl oder Kribbeln, schlimmer nachts und in der Ruhe: Calcarea phosphorica.

Schmerzen, lebhafte, schießende, bohrende, Pausen machende, den Platz wechselnde: Magnesia phosphorica.

Schmerzen, welche in warmer Stube und gegen Abend sich verschlimmern, in freier, kühler Luft sich bessern: Kali sulphuricum.

Bei Schmerzen, die der Patient nicht genau beschreiben kann, muß irgend ein wahlbestimmendes Nebensymptom: Bläschenausschlag, Zungenbelag u. s. w. ermittelt werden.

Hexenschuß: Ferrum phosphoricum, Natrum phosphoricum.

Hüftschmerzen. Den nervösen entsprechen Kali phosphoricum und Magnesia phosphorica (nach der Art der Schmerzen zu wählen), den entzündlichen: Ferrum phosphoricum, den rheumatisch-gichtischen: Natrum phosphoricum und wenn chronisch: Silicea.

Das Hygroma patellae und der Hydrops genu erfordern Natrum muriaticum, Calcarea phosphorica, eventuell ist Silicea anzuwenden.

Krämpfe und andere Nervenaffektionen.

Gegen Herzklopfen sind Ferrum phosphoricum, Kalium chloratum, Natrum muriaticum, Kali phosphoricum, Kali sulphuricum u. s. w. nach Maßgabe der jeden einzelnen Fall begleitenden Nebensymptome anzuwenden.

Hauptmittel der Epilepsie sind: Kalium chloratum, Natrum muriaticum und phosphoricum, Kali phosphoricum und Magnesia phosphorica. Sie sind nach Maßgabe der betreffenden Charakteristiken zu wählen.

Den nächtlichen Anfällen entspricht Silicea.

Den Krämpfen anämischer und rhachitischer Personen entspricht Calcarea phosphorica.

Gegen Stimmritzenkrampf, Starrkrampf, Kinnbackenkrampf, Wadenkrampf, Schreibekrampf, Veitstanz 2c. nützen Magnesia phosphorica, Calcarea phosphorica und Kali phosphoricum.

Kali phosphoricum entspricht den Krämpfen, welche nach Ueberanstrengung der betreffenden Teile entstanden sind.

Agoraphobie: Kali phosphoricum.

Wechselfieber.

Natrum sulphuricum und Natrum muriaticum sind die Heilmittel des Wechselfiebers.

In erster Linie steht Natrum sulphuricum; Natrum muriaticum paßt, wenn ein Bläschenausschlag an den Lippen oder ein anderes, dem Kochsalz entsprechendes Symptom vorhanden ist.

Natrum sulphuricum heilt, indem es überschüssige Leucocyten durch Wasserentziehung zerstört, und überschüssiges Wasser, hervorgegangen aus der rückschreitenden Umwandlung der Zellen, aus dem Organismus eliminiert.

Natrum muriaticum heilt, indem es eine Vermehrung der roten Blutkörperchen und die richtige Verteilung des den Geweben nötigen Wassers bewirkt.

Wechselfieber-Kranke müssen fetter Speisen sich enthalten.

Skrofulose und Tuberkulose.

Es ist bekannt, daß der Milchzucker, welcher ein Bestandteil der Milch ist, durch ein s. g. Ferment in Milchsäure umgewandelt wird, und daß die Milchsäure die Gerinnung der in der Milch enthaltenen Eiweißstoffe bewirkt. — Es ist ferner bekannt, daß Natrum phosphoricum Milchsäure in Kohlensäure und Wasser zerlegt. — Auf Grund dieser Tatsachen erklärt sich die Entstehung von Lymphdrüsengeschwülsten bei Vorhandensein von Milchsäure in Lymphdrüsen und die Heilbarkeit von Lymphdrüsengeschwülsten mittels Natrum phosphoricum.

Wenn bei einem Ueberschuß an Milchsäure im Organismus ein Teil dieser Säure in Lymphdrüsen gelangt, so vollzieht sich in den betr. Drüsen eine Gerinnung von Eiweißstoffen der Lymphe und demzufolge entstehen Lymphdrüsengeschwülste. Die Geschwülste können, solange sie nicht verhärtet sind, mittels Natrum phosphoricum beseitigt werden, weil dies Salz die Milchsäure tilgt, indem es dieselbe, wie oben gesagt, in Kohlensäure und Wasser zerlegt. Ist die Milchsäure getilgt, so werden die geronnenen, noch nicht verhärteten Eiweißstoffe wieder flüssig und können demnach wieder in den Lymphstrom eintreten.

Da die Lymphe auch Fett enthält, so können die geronnenen Eiweißstoffe verkäsen. Vollzieht sich eine Verkäsung in Drüsen oder an anderen Stellen, so ist Magnesia phosphorica in Anwendung zu bringen.

Solange eine Verkäsung nicht erfolgt ist, muß, wie aus Obigem ersichtlich, Natrum phosphoricum verabreicht werden. Der Verkäsungszustand erfordert, wie oben gesagt, Magnesia phosphorica. Diese ist dasjenige chemisch-physiologische Funktionsmittel, welches die selbsttätige Bewegung aller Zellen vermittelt. — Vermöge ihrer selbsttätigen Bewegung sind gesunde Zellen imstande, Stoffe, von denen sie belästigt werden, abzustoßen. Wenn die in der Nähe verkäs'ter Massen befindlichen Zellen zu schwach sind, um die erwähnten Massen abstoßen zu können, so fehlt ihnen Magnesia phosphorica. Durch therapeutische Zufuhr minimaler Quantitäten dieses Salzes werden die betr. Zellen in integrum restituiert und demzufolge befähigt, tuberkulöse Massen allmälig abzustoßen. Die Trümmer des Abgestoßenen werden auf den gewöhnlichen Ausscheidungswegen aus dem Organismus entfernt*).

Gegen die nicht zu weit vorgeschrittene Tuberkulose und gegen den Lupus hat die Magnesia phosphorica sich bewährt.

Neben dem Gebrauche von Magnesia phosphorica ist die Anwendung anderer biochemischer Mittel gegen katarrhalische Beschwerden, Lungenblutungen u. s. w. erforderlich.

Wie verhalten sich die Bazillen zu der Tuberkulose? Wenn Tuberkeln vorhanden sind, können Bazillen sich einfinden, um sie als Nahrung zu benutzen. Was für die Käsemilben ein alter Käse ist, das sind für die Bazillen die Tuberkeln.

Bleichsucht und andere anämische Zustände.

Die Blutkörperchen enthalten, wie die auf Seite 10 gegebene Analyse zeigt, Eisen, schwefelsaures Kali, Chlorkalium, phosphorsaures Kali, phosphorsauren Kalk, phosphorsaure Magnesia, phosphorsaures Natron und Natron.

Die Vermehrung der Blutkörperchen vollzieht sich durch Teilung derselben innerhalb des Blutstromes; und dies geschieht auf folgende Weise:

Von dem in dem Plasma enthaltenen Chlornatrium wird durch die Massenwirkung der im Blute enthaltenen Kohlensäure ein Teil des Chlor abgespalten; der abgespaltene Theil verbindet sich mit dem in den Körperchen enthaltenen Natron zu Chlornatrium. Dieses zieht Blutwasser an und nimmt es in sich auf; dadurch vergrößern sich die Körperchen und demzufolge vollzieht sich eine Teilung derselben.

Die aus der Teilung hervorgegangenen kleinen Zellen nehmen behufs Wachstums Bluteiweiß auf, welches durch phosphorsauren Kalk organisiert wird.

In dem Bluteiweiß ist das für die Blutkörperchen erforderliche Eisen in genügender Menge vorhanden: In der normalen (roten) Blutzelle verhält sich das Eisen zu den Zellen dem Gewichte nach wie 1 zu 1000. (Vide Seite 10.)

Wenn in einer Blutzelle Natron im Minimum vorhanden ist, kann sich, wie aus Obigem erhellt, in denselben kein genügendes

*) Die Magnesia phosphorica ist vielleicht auch ein Heilmittel des Krebses.

Quantum Chlornatrium bilden; der Wassergehalt der Blutkörperchen kann sich demnach nicht bis zu dem zu ihrer Teilung erforderlichen Grade vermehren.

Ist im Intercellularfluidum phosphorsaurer Kalk im Minimum vorhanden, so kann sich das zum Wachstum der jungen Zellen erforderliche Quantum Eiweiß nicht organisieren.

In den Fällen, wo Chlornatrium sich nicht in den Blutzellen bilden kann, muß genanntes Salz in minimalen Gaben den betr. Patienten gereicht werden.

Das Chlornatrium des Intercellularfluidums repräsentiert eine Kochsalzlösung, welche für die Zellen zu konzentriert ist; es ist darum eine höhere Verdünnung erforderlich.

Wenn das Kochsalz des Blutes in die — kranken und gesunden — Blutkörperchen treten könnte, so würde die Teilung derselben zu früh sich vollziehen; es würden Teilungen auf Teilungen rasch bis zur schließlichen Vernichtung folgen, denn die aus den Teilungen hervorgegangenen kleinen Zellen würden zum Wachsen und Funktionieren keine Zeit haben.

Chlornatrium und phosphorsaurer Kalk sind die Heilmittel der Bleichsucht.

Kann in einem gegebenen Falle nicht genau ermittelt werden, welches von beiden Mitteln indiziert ist, dann ist der abwechselnde Gebrauch beider Mittel statthaft.

Anämische Zustände, welche durch deprimierende Gemütsaffekte veranlaßt worden sind, erfordern zu ihrer Heilung Kali phosphoricum, weil dies Salz in den Blutkörperchen und im Plasma der betr. Kranken im Minimum vorhanden ist. — Das Allgemeinbefinden der Kranken oder wenigstens einige Symptome haben ihr Spiegelbild in der Charakteristik des Kali phosphoricum. (Vide Seite 16.)

Das Heilmittel der Leukämie ist Natrum sulphuricum, welches den Zerfall der ausgedienten Leucocyten durch Wasserentziehung bewirkt. Darum heilt es auch langwierige Eiterungen bei leukämischen Personen.

Gedanken über die allopathische Behandlung der Bleichsucht.

Einige Allopathen wenden jetzt gegen die Bleichsucht Kalk an. Dadurch sind sie, ohne es zu wissen, in das Fahrwasser der Biochemie geraten.

Da Bleichsüchtige nicht selten ein Verlangen nach dem Genusse von Kreide — kohlensaurem Kalk — kundgeben, so darf man sagen: Die kranken Zellen schreien nach Kalk. Dieser Stimme der Natur hätte man schon längst Rechnung tragen müssen.

Das Gros der allopathischen Aerzte zieht bekanntlich mit Eisen gegen die Bleichsucht zu Felde. Die Anwendung dieses Mittels gegen besagte Krankheit ist so alt wie die Geschichte der Medizin.

Der Umstand, daß alle bekannten Eisenpräparate gegen die in Rede stehende Krankheit in Anwendung gezogen worden sind, und daß man immer noch nach anderen, besseren Präparaten sucht, beweist, daß alle bezüglichen Heilversuche bis jetzt noch niemanden befriedigt haben.

Das Verwerfen bekannter und das Aufsuchen neuer Eisenpräparate behufs Heilung der Bleichsucht sind Bewegungen in einem falschen Zirkel. Das Eisen und seine künstlich erzeugten Verbindungen treten nicht aus dem Darm ins Blut.

Jedes in den Magen eingeführte Eisensalz wird zerlegt. „Sie werden alle“, sagt Bunge in seinem Lehrbuch der physiologischen und pathologischen Chemie, Seite 91, „in Chlorür und Chlorid umgewandelt. Bei der Berührung mit der Magenwand, welche stets alkalisch ist durch kohlensaures Natron, wird das Chlorid in Oxyd umgewandelt, welches durch die Anwesenheit organischer Stoffe gelöst bleibt; das Chlorür wird in kohlensaures Eisenoxydul umgewandelt, welches in der Kohlensäure und den organischen Stoffen gleichfalls löslich ist. — Die Unresorbierbarkeit ist also jedenfalls nicht aus der Unlöslichkeit zu erklären. Schließlich werden die Eisenverbindungen unter der Einwirkung der Schwefelverbindungen und der reduzierenden Agentien — des naszierenden Wasserstoffes und anderer, leicht oxydabler Spaltungsprodukte — in Schwefeleisen übergeführt und mit den Fäces ausgeschieden. Die Verbindungen der Eisenoxyde mit organischen Säuren müssen sich ganz ebenso verhalten. Zu den organischen Säuren sind auch die Eiweißkörper zu rechnen. Die Eisenalbuminate werden durch die Salzsäure des Magensaftes gleichfalls sofort unter Bildung von Eisenchlorür oder Chlorid zerlegt.“

„Unsere Nahrung muß also ganz andere Eisenverbindungen enthalten, Verbindungen, die im Verdauungskanale nicht zerstört werden, resorbierbar sind und das Material zur Hämoglobinbildung liefern.“

Aus obigem erhellt, daß das Eisen und die künstlich erzeugten Eisenverbindungen die Bleichsucht nicht direkt heilen können.

Diejenigen allopathischen Aerzte, welche jetzt Salzsäure gegen die Bleichsucht anwenden, erzielen damit bessere Erfolge als diejenigen, welche auf das Eisen nicht verzichten wollen. Die Salzsäure wirkt günstig auf die Magenverdauung, das Eisen verdirbt den Magen, wenn man es in allopathischen Gaben verabreicht.

Wenn die Labdrüsen der Bleichsüchtigen nicht ein genügendes Quantum Salzsäure liefern, wird die Funktion des Magens herabgestimmt.

Bunge sagt Seite 95 seines Lehrbuchs: „Die Hauptbedeutung des Magensafts besteht wahrscheinlich in der antiseptischen Wirkung der freien Salzsäure. Ist die Menge der Salzsäure ungenügend, so gelangen Pilze und Bakterien in den Darm, insbesondere auch diejenigen, welche die Buttersäuregährung hervorbringen. Bei der Buttersäuregährung aber wird Wasserstoff frei und durch die reduzierende Einwirkung des naszierenden Wasserstoffes bilden sich aus den Schwefelverbindungen der Nahrung Schwefelalkalien. Diese zerstören die organischen Eisenverbindungen. In dieser Hinsicht ist die neuere Angabe beachtenswert, daß Salzsäure ein noch wirksameres Mittel gegen Chlorose sei als das Eisen."

Der Schwefel der Schwefelalkalien entzieht den im Darmrohre befindlichen Speisen Eisen, mit welchem es Schwefeleisen bildet. Dieser Eisenverlust hat eine Verminderung des zur Bildung von Hämoglobin erforderlichen Materials zur Folge.

Wird Eisen in großer Gabe in den Magen, resp. Darm eingeführt, so verbindet dasselbe sich mit dem Schwefel der Schwefelalkalien. Das Eisen der Speisen bleibt von dem Einflusse des Schwefels frei. Demnach kann Hämoglobin sich in genügender Menge bilden.

Eine durch Eisen bewirkte Heilung der Bleichsucht ist nicht naturgemäß; sie hat selten einen dauernden Bestand.

Wenn man mittels Salzsäure die Funktion des Magens bessert, so daß keine Schwefelalkalien im Darm sich bilden, und demnach das Material zur Hämoglobinbildung nicht vermindert wird, so vollzieht sich eine Heilung, die auch keinen Bestand haben wird, wenn nicht während dieses Vorganges die Epithelzellen der Labdrüsen, welche die Fähigkeit, Salzsäure zu bilden, verloren hatten, diese Fähigkeit wieder erlangt haben.

Will man den Magen auf eine naturgemäße Weise mit Salzsäure versorgen, so verabreicht man statt Salzsäure Natrum muriaticum in minimaler Gabe. Dies Mittel bewirkt eine Heilung, welche Bestand hat. (Vide die Charakteristik des Kochsalzes, Seite 19.)

Daß das Eisen kein Heilmittel der Bleichsucht sein kann, erhellt aus folgenden Verhältnissen: Das Serum des venösen Blutes enthält Spuren von Eisen, welches, nachdem es aus der rückschreitenden Zellenmetamorphose hervorgegangen ist, durch die Nieren ausgeschieden wird. Das Serum des arteriellen Blutes enthält kein Eisen. Das ist ein Beweis, daß die Natur nicht die Absicht hat, Blutkörperchen mittels Eisen zu flicken oder irgendwie zu beeinflussen. Wer es dennoch versucht, handelt nicht im Sinne der Natur. Den Bleichsüchtigen und Anämischen müssen neue Blutkörperchen auf die im vorigen Abschnitte angedeutete Weise verschafft werden.

Eine Antlitz-Diagnostik.

Zwei spanische Studenten, welche von Peñafiel nach Salamanca wanderten, entdeckten in der Nähe der Landstraße einen Grabstein, auf welchem die Worte standen: „Aqui está enterrada el alma del licenciado Pedro Garcia“. (Hier liegt die Seele des Licentiaten Peter Garcia begraben.)

Einer der beiden Studenten lachte, weil er den Sinn und die Bedeutung der Grabschrift nicht verstand. Er ging weiter. Der andere blieb zurück; er hob den Stein und fand darunter einen Beutel, welcher Goldmünzen enthielt, die, wie ein daneben liegender Zettel besagte, für den bestimmt waren, der den Sinn der Grabschrift erraten würde.

Der Zweck dieser Wiederauffrischung einer alten Erzählung erhellt aus dem Folgenden, in welchem von einer Antlitz-Diagnostik die Rede ist, die von den Lesern dieser Zeilen verschieden beurteilt werden wird.

Wer nur biochemische Mittel anwendet, kann, falls er seine Beobachtungsgabe üben will, im Laufe der Zeit die Fähigkeit erwerben, in vielen Fällen von, namentlich chronischen Krankheiten an der physischen Beschaffenheit des Gesichts und an dem psychischen Ausdrucke desselben zu erkennen, welches biochemische Mittel einem gegebenen Krankheitsfalle entspricht.

Eine solche Antlitz-Diagnostik darf zwar für sich allein nicht die Wahl des anzuwendenden Mittels bestimmen, sie kann aber die Wahl erleichtern, resp. bestätigen.

Wer die Antlitz-Diagnostik erlernen will, muß dieselbe auf autodidaktischem Wege sich erwerben. Ein Versuch, sie mittels einer gedruckten Anleitung zu lehren, würde zu Mißverständnissen führen. — Ein Schäfer kennt jedes Individuum seiner Herde; er ist aber nicht im stande, die bezüglichen unterscheidenden Merkmale anzugeben.

Wer die Antlitz-Diagnostik sich zu eigen machen will, schenke seine bezügliche Aufmerksamkeit zunächst einer Antlitz-Gattung. Das Kochsalz-Gesicht — sit venia verbo — ist am leichtesten kennen zu lernen. — Man präge seinem Gedächtnisse Beschaffenheit und Ausdruck der Gesichter derjenigen Personen ein, welche man mittels Natrum muriaticum verhältnismäßig rasch geheilt hat. Es wird sich, wie man zu sagen pflegt, ein roter Faden durch die betr. Eindrücke ziehen.

Hat man das Kochsalz-Gesicht kapiert, so gehe man zu einem anderen Natron-Gesichte über.

Es ist selbstverständlich, daß diejenigen Aerzte, welche die Gewohnheit haben, zwei oder gar noch mehr Mittel im raschen Wechsel zu geben, die Antlitz-Diagnostik niemals erlernen werden. Die Verabreichung zweier Mittel im Wechsel ist nur ausnahmsweise in den Fällen gestattet, wo sie unvermeidlich ist.

Wer die in Rede stehende Diagnostik sich wird erworben haben, wird überzeugt sein, daß sie in therapeutischer Beziehung so beachtenswert ist, wie die Seele des Licentiaten Peter Garcia es in pekuniärer Hinsicht war.

Denen, welche die Möglichkeit einer Antlitz-Diagnostik bezweifeln, erzähle ich den folgenden Fall:

In einer Universitäts-Klinik war ein Mann gestorben, ohne daß es dem klinischen Professor und dessen Assistenz-Aerzten, trotz Anwendung aller diagnostischen Mittel, gelungen war, die Diagnose des betreffenden Falles zu stellen. — Als dem Professor der pathologischen Anatomie die betr. Leiche überantwortet worden, rief dieser beim Anblick derselben sofort: „Leberkrebs“. Diese Diagnose bestätigte sich bei der Obduktion. —

Es ist selbstverständlich, daß man ein Antlitz-Diagnostiker nicht werden kann, wenn man neben der Biochemie auch Allotria treibt, wenn man z. B. nach Verabreichung eines biochemischen Mittels elektrisiert, massiert oder in nasse Tücher wickelt oder gar mittels des s. g. Lebensweckers die Haut des Patienten prickelt und dann s. g. Mückenfett einreibt. Wird auf solche Weise ein Patient gesund, so kann Niemand wissen, welchem Verfahren die Heilung zuzuschreiben ist. Dem Patienten wird es zwar gleichgültig sein, welchem Verfahren er die Wiedererlangung seiner Gesundheit zu verdanken hat; dem Arzt darf es aber nicht gleichgültig sein: er hat aus dem betr. Falle nichts gelernt.

Es würde ein Irrtum sein, zu glauben, daß man durch Allotria eine biochemische Kur beschleunigen könne; das Gegenteil ist wahrscheinlich. Bedenkt man, daß die Stoffteilchen eines biochemischen Mittels im Krankheitsherde Molekularbewegungen vollführen, in deren Folge pathogen gestörte Molekularbewegungen geregelt werden sollen, so wird es einem klar, daß die durch Elektrizität, Massage ꝛc. erregten Molekularbewegungen störend auf jene einwirken werden, wie z. B. die durch den Mechanismus einer Uhr bedingten Pendelschwingungen gestört werden, wenn man sie durch Stöße zu beschleunigen sucht.

Es ist von verschiedenen Seiten behauptet worden, die Biochemie reiche für alle Fälle nicht aus. Den Betreffenden rufe ich zu: Studiren Sie 'mal gründlich die Antlitz-Diagnostik. Wenn Sie dieselbe kapiert haben werden, kann der Fall eintreten, daß Sie sich veranlaßt sehen, z. B. Magnesia phosphorica gegen einen septischen Zustand in Anwendung zu ziehen. — Sie werden demzufolge eine Heilung konstatieren. Der bezügliche Unterschied zwischen dem genannten Mittel und dem Kali phosphoricum läßt sich einstweilen durch Worte nicht genau ausdrücken.

Schlußwort.

Diejenigen Leser, welche die Entwickelung meiner Therapie von Auflage zu Auflage verfolgt haben, werden sich erinnern können, daß ich bemüht gewesen bin, Irrtümer, die ich früher begangen hatte, auszumerzen und neue Indikationen meinem Werkchen einzufügen.

Man hat das letztere vor einigen Jahren ins Englische, ins Spanische und ins Französische übersetzt.

In den betr. Büchern befinden sich außer den oben erwähnten Irrtümern viele, von den Uebersetzern herrührende Indikationen und Erklärungen, welche teils nichtssagend, teils falsch sind.

Wenn ein Uebersetzer wegen Mangels an Sachkenntnis seine falschen Anschauungen in der Uebersetzung zum Ausdruck bringt, so schädigt er die Sache und diskreditiert den Verfasser den Lesern gegenüber, welche keine Ahnung davon haben, daß der Uebersetzer sich die Freiheit genommen hat, Erzeugnisse seiner Weisheit der Uebersetzung hinzuzufügen.

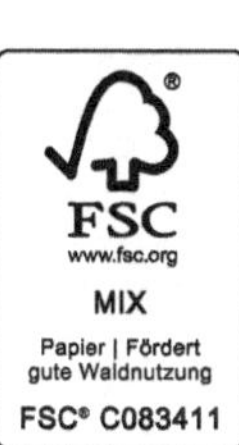

Zeitfracht Medien GmbH
Ferdinand-Jühlke-Straße 7
99095 Erfurt, Deutschland
produktsicherheit@kolibri360.de